协和名医谈两性健康系列丛书

生活方式与男性健康

李宏军　编著

中国协和医科大学出版社

图书在版编目（CIP）数据

生活方式与男性健康／李宏军编著．—北京：中国协和医科大学出版社，2018.6
（协和名医谈两性健康系列丛书）
ISBN 978-7-5679-1091-1

Ⅰ.①生…　Ⅱ.①李…　Ⅲ.①男性-性医学　Ⅳ.①R167

中国版本图书馆 CIP 数据核字（2018）第 115092 号

协和名医谈两性健康系列丛书
生活方式与男性健康

编　　著： 李宏军
责任编辑： 孙阳鹏

出版发行： 中国协和医科大学出版社
（北京东单三条九号　邮编 100730　电话 65260431）
网　　址： www.pumcp.com
经　　销： 新华书店总店北京发行所
印　　刷： 北京玺诚印务有限公司

开　　本： 710×1000　1/16 开
印　　张： 12.5
字　　数： 170 千字
版　　次： 2018 年 6 月第 1 版
印　　次： 2019 年 10 月第 4 次印刷
定　　价： 38.00 元

ISBN 978-7-5679-1091-1

前言

医学和科学的含义都是多样化的，它们本身就带有强烈的人文特征，我们日常生活中随处都可以捕捉到医学和科学的影子。与大众息息相关的疾病，实际上也多数与人们的日常生活有关。根据2009年12月3日，《中国城市白骨精（白领、骨干、精英）健康状况白皮书》发布的消息，北京、上海等十余个大城市白领健康状况堪忧，中国内地城市白领中有76%处于亚健康，接近六成处于过劳状态，真正意义上的“健康人”不到3%，35～50岁的高收入人群中，生物年龄平均比实际年龄提前衰老10年，健康状况明显下降，猝死、过劳和癌症成为困扰男性的主要健康问题。

医学发展的历史已经证明：许多疾病是由于人们的生活方式所引起；而在疾病的治疗和康复过程中，生活方式也起到重要作用，有时甚至是关键作用。因此，我们应该懂得生活方式的重要性，平时培养良好的生活方式，这对预防疾病和疾病康复都有重要意义，是现代医学和科学不可分割的部分。

我们每个人的生活方式都不尽相同，正是由于这种不同的生活方式让我们的社会五彩斑斓、绚丽多彩，而不同的生活方式必然会对健康状况（包括性健康）产生不同的影响。生活方式是我们自己选择的，因此也就选择了不同的健康方式。

然而，许多貌似健康的“时尚”生活方式，未必有利于男性健康。随着社会的进步和人们生活水平的不断提高，生活逐渐富裕起来的人们，其生活方式在潜移默化地发生着改变，并逐渐涌现出许多新奇的生活时尚。一些现代生活方式却给男人带来了一定的不良影响，甚至成为男性健康的灾难。①“时尚”饮品：碳酸饮料、浓茶、咖啡、酒精等热门饮品，不仅会让男人发胖，更会影响生殖功能。碳酸饮料为人们提供最多的是蔗糖，一种很容易让人胖起来的源泉动能，其酸性特点也决定了它不利于人体疲劳的消除，并容易对精液酸碱状态产生干扰，限制精子的活力。浓茶及咖啡内含有的刺激和兴奋性成分，不利于前列腺功能的正常发挥，会让前列腺血管扩张而充血肿胀，甚至产生排尿异常和小腹会阴疼痛不适，对于前列腺炎患者及康复期者更加不利。此外，睡前饮用浓茶和咖啡还会影响男性的睡眠而影响整体健康水平。至于酒精损害生精细胞、抑制性激素合成，导致不育和阳痿的事实，更是众所周知。②“时尚”衣着：牛仔裤可以尽显男人优美、健硕的形体，却可以让睾丸生存得很艰难。紧身的三角内裤也同样严加“约束”睾丸，使得阴囊固定紧靠腹腔，因而阴囊调节睾丸温度的功能会大大受限，睾丸温度增高在所难免，而高温对睾丸的正常生精过程是极其不利的。此外，由于血液供应受阻，睾丸内的精子也将备受摧残，甚至让男人不能传宗接代。因此，宽松的衣着及肥大内裤更易造就健康男人。③“时尚”休闲方式：网络时代，最容易也最惬意的事情莫过于网上冲浪，甚至网恋成为最新时尚。面对电脑，长时间久坐不动可以造成对前列腺的直接压迫，使前列腺长期处于充血状态；坐姿可以让前列腺的排出腺管与尿道成直角，使前列腺液的排泄更加困难；忘我激情下的憋尿及饮水减少也带给前列腺巨大的负担。这些影响都将成为诱发前列腺炎及疾病久治难愈的重要原因。此外，飙车、骑马、打麻将等骑跨和久坐类运动项目，对男性健康的影响也与网恋具有异曲同工的效应，都应该引起男人的高度警觉。看来，时尚的生活方式未必都对健康有利，明智的男人知道孰轻孰重。为了男性的生殖健康，徜徉在时尚中的男人，还是要对生活方式精挑细选的，淘汰或尽量回避那些有害的生活时尚。

原卫生部已经将健康生活方式与行为正式写入《中国公民健康素养基本知识与技能》中，其中特别强调的一些基本知识和理念包括：健康不仅仅是没有疾病或虚弱，而是身体、心理和社会适应的完好状态；每个人都有维护自身和他人健康的责任，健康的生活方式能够维护和促进自身健康。每个公民都应该养成良好的生活方式，主要包括：合理膳食、适量运动、戒烟限酒、心理平衡等方面。还应该注意拒绝毒品；勤洗手、常洗澡、不共用毛巾和洗漱用具，每天刷牙，饭后漱口；使用卫生厕所；管理好人畜粪便；经常开窗通风；保持正常体重、避免超重与肥胖；患病后及时就诊、配合医生治疗；不滥用抗生素；饭菜要做熟后食用、生吃蔬菜水果要清洗干净；生熟食品要分开存放和加工；学会识别常见的危险标识，并远离危险物，如高压、易燃、易爆、剧毒、放射性、生物安全等。注意公共卫生和社会形象，咳嗽、打喷嚏时遮掩口鼻，不随地吐痰，不在公共场所吸烟。

我的健康我做主。在生活中应该积极乐观地面对人生，尽可能地选择健康的生活方式将对健康产生积极的影响；而在不利的生活方式下，如何规避其带给我们生活的不利影响，尤其是在性方面的影响，将是终生需要探讨的话题。

本书仅提供部分专科问题的个人观点，希望能够起到抛砖引玉的作用，供大家生活中参考。

李宏军

2018-01-17

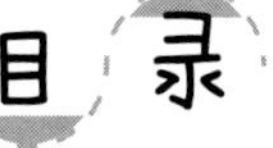

第一章　衣、食、住、行中涉及的男性健康问题

第二章　不良的嗜好、娱乐与休闲生活方式及工作影响男性健康

第三章 性功能保健与男科疾病康复

第四章 避孕方式对男性健康的影响

第五章 综合因素对男性健康的影响

第一章

衣、食、住、行中涉及的男性健康问题

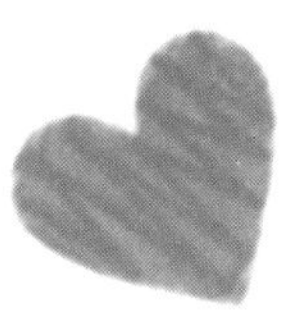

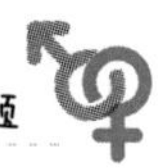

1. 长期穿牛仔裤和三角内裤不利于男人健康

长期穿着紧身裤，如牛仔裤和三角内裤，会人为地造成对阴囊与睾丸的过紧束缚，加上透气性差，使局部散热不良，引起阴囊温度升高而降低精子的活力。同时，这种裤子阻碍局部血液循环，尤其不利于静脉血液回流，可造成睾丸组织的淤血、缺血和组织乏氧而影响“生精”。这些不利影响都有可能造成不育。

阴囊潮湿和湿疹也常与下体着装有关。越是通风不良的环境下，散热越慢，越容易出汗，且难以消除，让男人的下体经常处在潮湿的状态，加之局部的脏乱（毗邻尿道和肛门）环境，极其容易滋生大量的病原体，并引发阴囊湿疹，其中股癣就是由于局部的真菌在温暖潮湿的会阴部位大量繁殖并感染的结果。越是潮湿出汗的部位，越是容易发生瘙痒，而人们又容易产生抓挠的习惯，进一步促进了局部感染的发生，并容易使得原有的感染灶经久不愈。

此外，这种不利于睾丸生存的环境，还可以影响睾丸间质细胞分泌睾酮，而睾酮是男人的活力来源，缺少了睾酮的男人将会产生一系列症状，都是对男人特征的削弱，包括出汗、乏力、心慌、体毛脱失、体力下降、性欲减退、勃起困难、射精量减少等。

所以，曾经有一段时间风行平头内裤和大裤裆裤，都有保护男人生殖健康的考虑。

2. 对来路不明的旧衣物，你一定要小心

曾几何时，打包来的外国货风靡一时。

街边或网络上那些不停叫卖的便宜、来路不明的衣服，尤其是外国名牌货，让许多赶时髦而又经济不十分宽裕的人很动心。很多人都喜欢去那些所谓外贸店或者地摊“淘”衣服，因为很多都是外国名牌，还比正品便宜很多，店主说是朋友从国外带回来的，又或者说是代生产的，由于衣服可能或多或少地有些小小的瑕疵，所以就比正品便宜。这种消费理念正好迎合了许多爱美而又缺钱的青少年，也包括一部分成年人，你们都一定要小心了，因为危机正在向你走来！

根据一些边防支队的对外宣传，他们时常会破获团伙走私旧服装大案，查缴大批量的旧服装，难免会有流入内地市场的时候。据了解，走私旧服装来源复杂，主要是从国外的垃圾场、医院太平间、废品收购站等地搜集而来，收购成本几乎为零，五颜六色的旧衣服紧紧实实压缩在一起，多数是秋冬季节的毛衣外套，甚至还可以闻到刺鼻的异味。也许那些断码的“进口高档毛衣”或“外贸服装”，有可能就来自于国外的太平间。

走私旧衣物在运输过程中进行了捆绑、包装，里面的化学制剂无法散发，对人体皮肤会有刺激。不法分子将它们分拣、翻新后以几元、几十元，甚至上百元不等的价格单件出售，一般是不会经过消毒处理的。医学专家称这些“洋垃圾”含有大量病原体，有可能是传染病患者穿过的，都不知道有多少病菌；有些走私旧衣服上带有血渍，很有可能是艾滋病或严重肝病患者穿过的，病原体会通过皮肤、口腔等器官进入人体，消费者穿在身上有被感染的风险。

一旦这样的服装被青少年和成年男性穿在身上，对男人的性功能和生育能力的潜在不良影响是不言而喻的。

3. 科学饮食“吃”出男性健康

当今的世界，我们已经不再担心自己的温饱问题了，而是我们是否需要进行对饮食品种必要的选择以及如何选择的问题。专家认为，任何食物都有一定量的

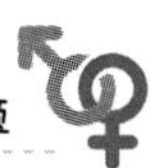

营养，对人体健康都有帮助，关键的是你是否需要或真的缺乏这些营养物质。平衡膳食、搭配合理、不偏食、不挑食，这样才会营养全面。作为丈夫的亲密爱人，你准备好了吗？你将为丈夫的餐桌上预备哪些食物？为了预防男性常见疾病的发生，例如慢性前列腺炎的发生，以及防止前列腺炎的复发，专家们有一些忠告可以供你选择：

（1）让餐桌上的刺激性食物悄悄消失：远离辛辣食物，不进食或少进食辣椒、不酗酒、不吸烟、远离咖啡因，既是好男人的时尚标志，又有益于男性身心健康。细心的主妇可以让这些有害健康的饮食习惯在餐桌上逐渐消失，即不伤害夫妻感情，又可以保护老公的身体健康。

（2）少盐、少糖少患病：食用较多的盐容易患高血压和心脏病，对患有慢性肾病和肝病的中年男士也十分有害，细心的家庭主妇在烹饪的时候必须给予充分考虑。

（3）常吃鱼、多补钙、水果蔬菜更可爱：鱼类等水产品，尤其是海产品中含有的脂肪少，有益成分多，可以增强人体的免疫功能；杏仁、奶制品、绿色蔬菜等含有较多的钙，可以改善人体功能，有益于骨骼和肌肉的发育，并防止脱钙；蔬菜水果含有大量的维生素和矿物质，可以有益于身体健康。

（4）增加抗氧化剂的摄入：慢性前列腺炎以及许多疾病的发生都与氧化应激作用有关。抗氧化剂，尤其是维生素 E 和维生素 C，能够减轻氧化自由基对组织细胞和血管系统的损伤，有助于对各类疾病的预防和防止疾病复发。所以，男士们的餐桌上应该不缺乏粗粮、坚果、植物油、新鲜蔬菜和水果来补充各类抗氧化剂。

（5）蛋白质摄入要适可而止：实际上，只有一小部分从事高强度体育运动的男子需要额外补充蛋白质类食物，而绝大多数男士并不需要再补充太多的蛋白质。

（6）关注被遗忘的微量元素锌：锌在体内是多种酶类的活性成分，对于调整免疫系统的功能，增加前列腺局部抗感染能力。锌含量和前列腺的抗感染能力有关，锌含量降低时对炎症的防卫机制下降，抗菌能力也下降。注意饮食补充锌元素，可以增加前列腺的抗感染、抗菌的保护作用。所以，男子的饮食中应该注意多摄入海产品、瘦肉、粗粮、豆类植物，以满足人体对锌的需求。坚果类食物，如白瓜子、花生仁、南瓜籽以及芝麻等含有丰富的锌，细心的主妇可以在家居中准备一些这类小食品，使丈夫可以一边交谈或观赏电视节目，一边吃一些坚果，既可以增进感情、富有家庭情调，又可以补充营养，可谓一举两得。

（7）为丈夫准备一个“温情水杯”：许多男性忙于工作，对自己的生活很不在意，甚至可以一整天不进饮食和不饮水。饮水减少必然要使尿液浓缩，排尿次数减少，使尿液内的有毒有害物质对人体造成不良影响，前列腺炎的发生机制中就有“尿液反流”进入前列腺内的情况；而每天饮用 2 升以上的开水或茶水可以充分清洗尿道，对前列腺的健康保健很有好处。因而，体贴的主妇应该为丈夫准备一个“温情水杯”，使丈夫适当增加饮水量，保护前列腺，同时多排尿对肾脏也十分有益处，可以防止泌尿系结石的形成。

4. 微量元素和金属元素对生殖健康的大作用

近年来，人们越来越重视微量元素和金属元素的缺乏和补充了，这不仅在于微量元素和金属元素与人体的健康和疾病息息相关，对于男人来说还具有特殊的意义，它们可以影响精液的质量，对男人的生育能力有较大的影响，而医生常常用补充微量元素的办法治疗男性不育症，提高男人的生育能力。

当然了，有些微量元素和金属元素对人体是有益的，可以适当补充；有些则是有害的，要坚决回避或远离。那么，让我们盘点一下身体内的一些重要微量元素和金属元素。

锌是生殖系统内重要的微量元素，也是近年来十分热门的话题，锌的缺乏可以造成一系列不良的影响，主要包括：影响青春期男性生殖器官和第二性征的发育，影响精子的活动能力，削弱机体的免疫功能而容易患前列腺炎、附睾炎等感染性疾病，影响促性腺激素的分泌，还可以抑制机体对有害金属铅的排泄。所以，适当补充锌可以维持并改善生育功能。含锌量较高的食品主要有牛奶、玉米等。

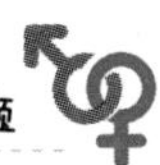

具有强大的抗氧化作用的谷胱甘肽过氧化物酶需要硒的协助才能够发挥其最大的功效。硒的缺乏可以使体内过氧化物浓度增加，造成机体的自我伤害，包括对男性生殖系统和睾丸的伤害。因此，适当补充一些硒，也是有益的，它还可以抵抗镉、铜和铅对睾丸的破坏。含硒量较高的食品包括黑米、黑豆等食品。

碘缺乏的男人，容易出现性功能障碍，精液质量也不佳，含碘盐可以补充人体对碘的需求。镁、锰和镍是人体的必需元素，在维持正常的生育能力中起一定的作用。

但是，就像任何好东西也不是越多越好一样，盲目地过度补充这些“有益”的微量元素也会“事倍功半”，有时甚至可以是有害而无益的。例如，过多的补充微量元素锌、锰等也会影响精子的生成；因此，在具体的操作过程中要适可而止，或者求得专家的帮助与指导。

某些重金属，例如铅是微量元素中对男性生殖功能影响最大的杀手；镉是有害的，即使小量接触也会对身体，尤其是睾丸有毒害作用；铜、硼、铁、钼、钴、银、汞等元素过多可以抑制精子的代谢过程，对男性生殖系统也有不同的毒性作用；与我们日常生活密切相关的铝也是罪魁祸首之一，而铝却是人们自己“主动”地“吃”进去的，因此在日常生活中一定要注意控制铝的摄入，例如避免食用含铝较高的食物（干豆类、明矾制作的油条、第一杯泡茶）、尽量不用铝制的烹饪器皿或容器（锅、碗）、尤其不能用铝制的容器盛放酸碱和腌制食品、少吃或不吃含铝的药物（氢氧化铝、硫糖铝）、注意饮水中的铝含量不要超标、尤其是饮用经明矾净化的水时更应该小心。所以，在生活中要尽量回避这些“品行不端”的微量元素和金属元素。

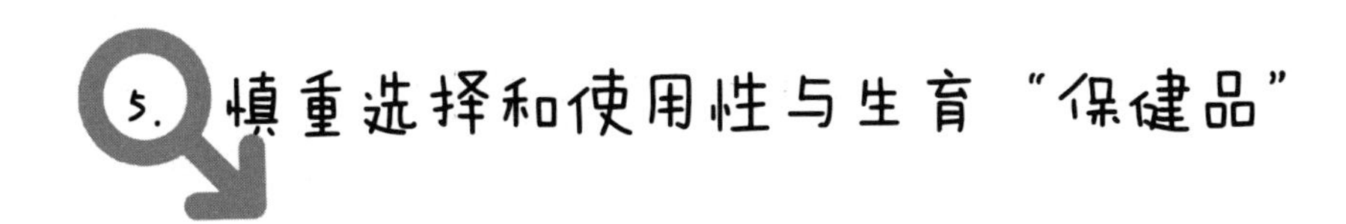

5. 慎重选择和使用性与生育“保健品”

男人一向以强健的性能力和旺盛的生育能力为“男人味”的主要标志，一旦出现性和生育问题时，往往首先想到的是靠“吃”来进行自我调理，包括食用一些增强性能力并改善生育功能的食品和滋补品，而保健品又是多数男人最“看重”的，男人们希望性和生育保健品能够带给他们焕发的青春、强烈的性欲望、满意的性生活，并尽快恢复生育能力。还有一些身体健康、功能均正常的男人，却抱有着荒唐的想法，希望保健品能够增进性能力，使自己在性生活中会有“超常”表现的“锦上添花”效果。

需求造就了市场。由于社会“呼唤”保健品，因此而使保健品市场异常活跃和“繁荣”。你可以想象，只要是你需要滋补或改善功能的东西随处可见，广告宣传和“小张贴”就在你的身边，甚至还有许多人会主动地免费“送”上这些“功效显著”保健品的各种宣传信息。

让我们仔细看一看这些所谓的保健品到底是一些什么样的灵丹妙药，并且具有哪些神奇的功效。仔细阅读一下许多商店摆放的滋补保健品说明书，不难看出绝大多数是由具有滋补作用的贵重中药材，如人参、鹿茸、蛤蚧、雄蚕蛾等，以及大量的动物的“鞭”类，如驴鞭、牛鞭、狗鞭等组成。过分夸大的宣传语言可以让所有的男人“垂涎欲滴”，但往往不具有说明书上的种种功效。实际上，性与生育保健品也不是绝对不可以使用的，男人也没有必要完全拒绝它们，但是在使用性和生育相关的保健品过程中的“学问”更大，包含着十分深刻的医学理论和经验，还是应该在专家和学者的指导下使用才比较放心。

人体是一个完整和谐的有机体，单纯考虑改善和提高性与生育能力而不顾全身的功能状态的做法是不明智的。人还是要遵循客观规律，不要将改善和提高性与生育功能的这样“重任”单纯交托给保健品。

目前，社会上比较泛滥的性和生育保健品可能含有某些性激素或类似成分，但是它们的确切成分和含量十分混乱，可能会影响睾丸的正常生精功能。所以，男人切不可滥用保健品，未婚未育者在选择应用时尤其应该慎重。

此外，保健品毕竟只能起到保健作用，它们还不属于药物，因而对于疾病和许多异常是没有治疗效果的。所以说，在许多时候，保健品也不能真的保住男人的性与生育健康。

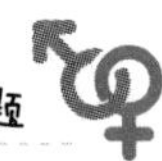

6. 杜绝药物滥用与避免接触伤“性”物质

男人的睾丸十分脆弱敏感，对于来自全身血液内的有害物质，又没有办法选择“拒绝”，只好听任主人给予的任何东西，包括有营养的，也包括有害的。药物就是有害的东西，有太多的药物可以伤害男人的命根子。所以，老话说得好：病从口入。

现代药物的广泛发展以及化学合成药物的大量涌现，为我们战胜疾病带来了无限的希望，但是滥用药物现象也让专家十分头痛，药物也带来了药物源性疾病或异常。几乎所有的药物可以对男性生育能力产生不同程度的影响，常见的药物包括环磷酰胺等抗癌药、利血平等抗高血压药、睾酮等性激素类药、糖皮质激素类、几乎所有的抗生素、地西泮（安定）等镇静剂、大麻等麻醉剂、治疗胃病的西咪替丁、氯丙嗪等抗精神病药物，等等。

服用抗癌药、激素类药、抗生素等许多药物后，都可以在精液内发现它们的代谢产物，有毒害的化学成分可以不同程度地损害男性的性腺功能。有些药物可以直接“残害”制造精子的细胞，有些药物可以对成品精子“大打出手”。许多药物对生育的潜在影响机制还不完全清楚。一般使用药物的剂量越大、时间越长、患者的年龄越小，对生育功能的损害越严重，恢复生育功能所需要的时间也越长。男孩子的睾丸组织还没有完全形成，药物特别容易对孩子的睾丸造成严重伤害，所以对儿童的用药要更加慎重。

对于需要长期大量使用严重伤害睾丸生育功能药物的成年患者，尤其是未婚未育者，应该严格控制用药的剂量，最好不要轻易使用。如果这些人还希望在以后的时间里生育孩子，比较安全稳妥的方法是将精子预先“拿”出来，放到安全的地方永久地保存起来，可以起到生育能力储备的作用，这个理想的处所就是“精子银行”或“精子库”。

化学工业在给日常生活带来益处的同时，也带来了空气、水源等方面的环境污染与毒害。环境中的有害化学物质，包括汽车废气、含苯油漆、香烟烟雾、有毒的装饰材料和涂料、家用煤气等，都可以引起男性睾丸萎缩、精子浓度减少和畸形精子增加，这方面的问题越来越突出。

某些重金属，例如铅、镉、铝、锰、汞等对男性生殖系统也有不同的毒性作用，并越来越引起了人们的重视。与我们日常生活密切相关的铝就是罪魁祸首之一，而危害男性生殖健康的铝却是人们自己“主动”地“吃”进去的。所以，在日常生活中一定要注意控制铝的摄入，例如避免食用含铝较高的食物（干豆类、明矾制作的油条、第一杯泡茶），尽量不用铝制的烹饪器皿或容器（锅、碗），尤其不能用铝制的容器盛放酸碱和腌制食品，少吃或不吃含铝的药物（氢氧化铝、硫糖铝），注意饮水中的铝含量不要超标，尤其是饮用经明矾净化的水时更应该小心。

睾丸组织对电离辐射十分敏感，电离辐射可以造成睾丸生精功能的一过性或永久性损伤，对于某些特殊职业人员尤其应该重视预防措施。生活环境中的射线污染也时常存在，例如在家庭装修中经常使用的大理石、瓷砖、花岗岩、坐便器等，有些可能含有超标准的射线，应该推广无放射线的安全环保装修方法。电磁波、微波、红外线、紫外线、超声波、激光等属于非电离辐射的热效应作用，可以引起生殖腺组织损伤。所以，在日常生活以及其他疾病的治疗过程中要防止并尽量避免接触非电离辐射对睾丸的损伤，不宜长时间在高温环境下活动，例如喜欢热水泡澡和蒸“桑拿浴”、紧身内裤等均具有非电离辐射的类似效应。

7. 吸烟对男人的性能力有影响吗

吸烟作为男人的“特点”之一，往往被看作是男子汉的象征，但是吸烟却在无情地一点一点地消耗男人最看重的性能力。烟虽然能够对大脑造成短暂的兴奋

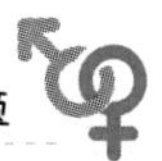

作用，但往往造成大脑的兴奋与抑制的不平衡和不协调，结果出现短暂的兴奋和长久的抑制、镇静作用。烟中的尼古丁有麻痹和抑制自主神经的作用，长期、大量的吸烟使得麻痹的神经无法复原，进而引发神经功能的衰退，从而会降低性能力，即使性中枢想要兴奋，也难以兴奋起来。所以，要想有良好的性能力，要想维持夫妻间良好的性生活，最好能做到不吸烟或少吸烟。

大量的研究结果表明，吸烟越多，发生阳痿的机会就越多。科学研究发现，吸烟诱发阳痿主要是通过急性和慢性损害两个途径来实现的。烟中的尼古丁直接刺激人体的交感神经，分泌肾上腺素和去甲肾上腺素，使阴茎的海绵体收缩，导致阴茎无法充分勃起。吸烟还对人体有着潜移默化的多种危害，让男人在缓慢的发展过程中体会尼古丁对男人性能力的逐渐蚕食过程。吸烟对男人性能力的慢性损伤主要涉及：①影响阴茎血管的调节能力：长期吸烟可以使阴茎的动脉发生硬化和狭窄，因而显著地减少了对阴茎的血液供应，吸烟还可以引起血液的黏稠度增加；②影响阴茎勃起反射的神经调节：长期吸烟可以让交感神经分泌肾上腺素和去甲肾上腺素，造成阴茎勃起障碍，还可以使一氧化氮（促进阴茎勃起的物质）含量明显减少；③使雄激素分泌减少：香烟中的毒害物质可以破坏睾丸内的间质细胞，间质细胞是专门制造和分泌雄激素的，而雄激素是男人性欲望和性能力的驱动因素。

众多的科学事实和临床现象已经证实吸烟对男人的性功能有不良影响，一项大规模的研究发现，阳痿患者中有 2/3 以上是吸烟者。为了让性能力能够健康地维持得更长久，及早戒除吸烟习惯是值得提倡的选择。

8. 酒能助“性”吗

酒精似乎已经成为考验现代男人胆气和能力的试金石，包括男人的性能力。许多人相信酒精是性的刺激品和催情剂，并有“酒能助兴”、“酒能让男人的性生活更持久”等说法。在男人遭遇性尴尬时，如早泄、不射精、甚至阳痿，往往“求助”于酒精的刺激，而这些男人中也确实有人因此重新享受到了愉悦的性感受。

那么，究竟应该如何看待酒精在男人性能力方面的作用呢?

作为一个男人，少量饮酒是无可厚非的，少量饮酒可以让男人缓解白天的疲劳，放松紧张的情绪，缓解焦虑和内疚的心情，并确实可以让部分男人在性生活中有一定程度的“超常”表现。有人认为这是酒精对人体大脑的朦胧和兴奋作用使然，并可以对中枢神经和性神经起到兴奋作用，从而起到助“性”和激发情欲的辅助作用。这种依靠酒精来助“性”的做法偶尔应用未尝不可，但是频繁使用就不见得那么灵验了。

依靠酒精助“性”是需要严格掌握饮酒量的，试想一个酣然酒醉的男人，还何谈性能力呢！但是，许多男人往往很难把握这个饮酒量的尺度，往往容易深陷其中而难以自控，造成嗜酒过度。过度酗酒可以让男人的性兴奋神经由兴奋而逐渐变得麻痹和抑制，而不再起到应有的作用，靠酒精维持的性是不可能长久的。许多嗜酒者出现阳痿是很常见的事情，这是无可争议的事实，并再次充分证明了“病从口入”的道理。

事实上，酒精不但没有催情助欲作用，相反却是中枢神经系统的抑制剂，可以引起性能力的降低，甚至招致阳痿。值得注意的是，酒精对肝脏的毒性作用虽然众所周知，但对于其所导致的性功能减退问题，却重视不足，特别是过量饮酒的危害就更大。饮酒过量，可伤及肝脏，引起肝功能异常，对雌激素的灭活作用降低，并因此而导致体内雌激素的蓄积，从而对抗了男人雄激素的作用，让男人难以振奋起“雄风”。此外，长期饮酒可以诱发动脉粥样硬化，使得阴茎的动脉硬化、血管内径变小，从而影响阴茎的充血程度，也可以诱发或进一步加重勃起功能障碍。

酒精还能乱“性”。在经常“犯性错误”的男人中，有相当数量的男人的“第一次”是在酒精的麻醉下完成的，或者是在酒精的麻醉下“被”引诱完成的，并在酒精的作用下去体会糊涂的媾合和没有爱的性。“酒能壮色胆”，酒精还可以

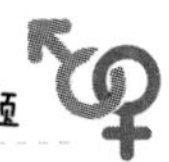

让个别男人铤而走险，或者去攻击自己单相思的女人，冒险去猎取自己心仪的女人；或者去拦路强奸，做那些禽兽不如的勾当。

所以，酒精不仅可以让男人败“性”，还可以让男人乱性，是千万不能对其寄予“厚望”的，新好男人应该从此不再过度饮酒。

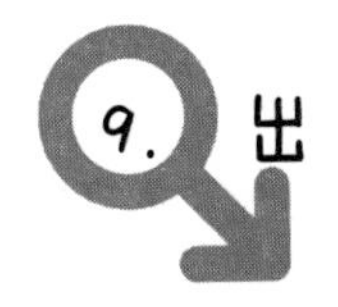

9. 出“精”后饮冷水会要命吗

曾有患者来信说：在我年轻的时候就听老人讲，出“精”后不能吃凉和喝凉的，否则能要了命。正巧我们邻居一大户人家的花匠，夏天在井边睡午觉时出现了“梦遗”，醒来后因口干，随手从井中吊了桶凉水喝下去，午后觉得腹痛，次日回老家就死了。据说死因是“阴寒”。这个答案对否，实在不清楚。至今我也不明白出“精”要禁冷饮的道理，这种说法是否有科学根据，请医务工作者给予准确的说明。

性交结束（排精）后，男人常常会感到燥热、口渴，在气温较高的季节还容易大量出汗，尤其是对于某些情绪紧张或身体虚弱者。但此时急于吃凉食或喝冷饮，对身体健康是不利的，千万不要贪图一时的痛快而伤害身体。这是因为排精后饮用冷水虽一时使自己感到舒畅，但是却为致病菌入侵创造了有利条件。性生活过程中的胃肠道血管处于扩张状态，在胃肠黏膜充血未恢复常态之前，摄入冷水或饮料等，会使胃肠道黏膜突然受冷收缩并受到一定的损害，还可能引起胃肠不适或绞痛。所以，如果在性交后感到口干舌燥、口渴难忍，可以饮少量温热的开水；在炎热的夏季过性生活后，如果感到口渴，很想喝冷凉饮料时，不妨先饮少量温热的开水，在性交后 1 小时左右，待身体各系统器官的血液循环基本恢复常态之后，再喝冷饮才好。

但是，单凭排精后饮用凉水是不足以让男人丧命的，人类的生命还不至于那样脆弱。如果真有这种可能，那么在生活中将会有许多这样死亡的例证发生。而

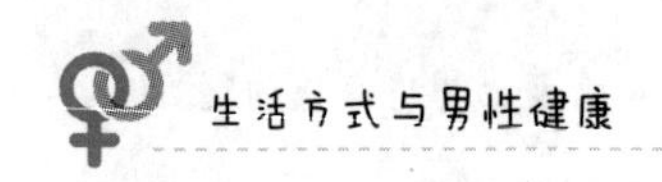

实际情况并非如此，来信咨询的情况可能属于某种机缘巧合，而不太可能是遗精后的凉水“杀”死了男人。

10. 多吃苹果可能帮助你战胜前列腺炎

慢性前列腺炎是成年男性的常见疾病，尤其是性活动频繁的青壮年，国内外调查的发病率在4%～25%，且有增加的趋势，有近半数（35%～50%）的男性在其一生中的某个时候会受到前列腺炎的影响，而且多数治疗效果不佳，对患者的身心健康产生了严重的不良影响，一直是困扰患者和医生的疑难问题。

慢性前列腺炎容易反复发作、难以战胜的原因较多，例如前列腺的独特解剖位置、疾病病因复杂多样、不良生活习惯的持续存在、消极应对方式、医患关系复杂等，还有一个重要的原因就是许多患者没有能够很好地把握住自己的饮食。既然有许多疾病是“吃”进去的，必然也可以通过“吃”来有效调理，以达到减轻疾病和减少复发的目的。研究发现，苹果就具有这种功效。苹果是人们喜食的水果，而且具有良好的药用价值，含有大量的维生素C及其他营养物质，其中锌的含量也很高，而锌是前列腺内的重要抗病元素，并影响抗炎症细胞的吞噬功能。

慢性前列腺炎患者的前列腺液内锌含量明显降低并难以提高；随着前列腺炎症的改善或治愈，锌含量也可逐渐恢复正常，说明锌与慢性前列腺炎的发病及转归有明确的相关性。医生们也喜欢用含锌的药物来治疗慢性前列腺炎，但治疗药物毕竟不能长期使用，药物剂量也不容易准确把握，而食物疗法却可以天长地久坚持始终，并由人体自我决定吸收和利用的程度。国外研究人员发现苹果汁对锌缺乏症具有惊人的疗效，比含锌高的药物更具有疗效、安全、易消化吸收，深受患者欢迎，并将其研究命名为“苹果疗法”，是一种非常有益的饮食疗法。受此启发，专家们将其用于治疗慢性前列腺炎，并发现苹果比含锌量高的药物更具疗效，且其疗效与苹果汁的浓度呈正比。

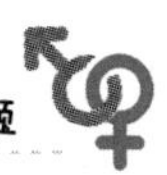

对于慢性前列腺炎患者来说，如果能坚持每天吃适量的（2～3个）苹果或苹果制品（苹果汁、果酱等），就可以获得比较充足的锌元素，达到协同治疗前列腺炎和防止复发的目的；而对于健康人来说，也可以达到强健前列腺的自然抗病能力，并提高一般的抗病能力，可谓一举多得。其他一些含锌高的食物，如瘦肉、鸡蛋、花生米、核桃仁、芝麻、松子仁、葵花籽等，也可根据个人口味选择使用，并坚持下去。

11. 为了男性后代的生殖健康，孕妇也要对饮食挑挑拣拣

人类的许多疾病实际上是我们自己“吃”进去的。因此在许多健康宣传教育中都提出要防止病从口入，尤其是针对消化道疾病更是如此。但是你知道吗，男性不育症也可能是因为男人自己没有能够管住自己的嘴巴而导致的，例如酗酒、食用棉籽油、大量食用含有超标农药的蔬菜和水果等。因此要求为了保护好男人的生殖功能，一定要注意自己的饮食健康。但是男人单纯做到管住自己的嘴巴还远远不够，还要管住孕妇的嘴巴，以避免后代重步自己的后尘，男性不育的预防要从上一代开始。

2007年，来自国际权威杂志 *Human Reproduction*（人类生殖）的最新研究发现，妊娠期间母亲摄入牛肉的量和她的儿子精子数量过少有关。研究者 Swan 等在北美询问了773位男性在其母亲怀孕时的饮食情况，并留取了他们的精液样本。在所有被研究的男性中，387名男性给出了其母亲怀孕时饮食的全部资料。那些每周至少食用7次牛肉餐的孕妇所分娩的男婴，在成年后，其精子浓度比那些摄入更少牛肉的孕妇所分娩的男婴低24%。摄入大量牛肉的孕妇所分娩的男婴在成年后有低生育力精子浓度的可能性会增加3倍。研究显示：母亲怀孕时如果摄入大量牛肉，其儿子将在成年后出现精子质量差的高风险。研究者认为，这可能与喂养牛

的过程中所使用的生长促进剂或激素类药物有关，使得雌二醇、睾酮和黄体酮等激素在牛被屠宰后残留在牛肉中，而胎儿和幼儿对于性激素的暴露尤为敏感。因此，孕妇和幼儿摄入牛肉中残留的类固醇可能存在潜在的风险，值得重视。

实际上，母体在妊娠期间接触到的各类不良食品都可能对胎儿的正常发育不利，例如含有残存农药的蔬菜和水果、含有超标重金属的膨化食品和奶制品，此外，食品添加剂、色素、防腐剂、抗生素等也经常混迹于我们的日常食品中，对人体健康构成潜在威胁，尤其是对于妊娠妇女腹中的胎儿的危害极大。

由此看来，近年来男性精子数量逐渐降低以及男性不育症发生率不断增高的原因不完全在于出生后的影响，在胚胎发育期间就可能已经受到来自母体的不良影响。这给了我们一个强烈的提示：孕妇为了不要让你们的儿子在成年后遭遇生育尴尬，应该对饮食进行精挑细选；男人为了生殖健康，你也要让你的妻子在怀孕期间尽量回避那些可能含有激素、农药、重金属等有毒害性物质污染的食品，以保护你们的男性后代的生育能力。

12. 硒：有益男性健康的“黄金”元素

硒是一种有益于男性生殖健康的必需微量元素，在男性组织体液中的含量依次为肾、肝、睾丸、心肌、肠、肺、脑和肌肉，其中，25%～40% 集中在生殖系统。人体许多细胞（包括生殖细胞）的功能都需要依靠硒的参与才能实现。

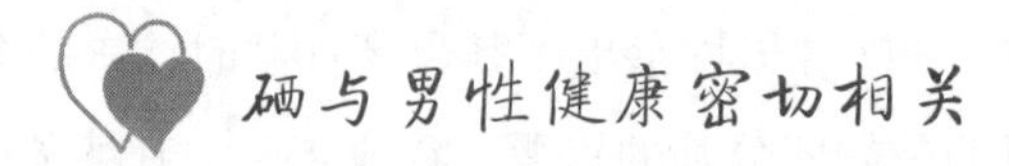

研究表明，来自体内外的各种有害因素最终都可以通过氧化应激作用伤害男性的精子，进而降低生育潜能。而具有较强抗氧化作用的谷胱甘肽过氧化物酶在硒的协助下，可以发挥最大功效，维护男性的生殖健康。

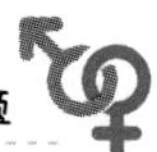

（1）增强精子活力和性功能：硒是谷胱甘肽过氧化物酶的主要成分，不仅具有抗氧化作用，还可以增强精子活力和性功能，是人类胚胎发育早期的必需微量元素，因此，硒又有“男性体内黄金”的称号。

（2）抵抗重金属对精子的毒性作用：硒是许多重金属的天然解毒剂，能对抗汞、铅、砷等有毒元素对精子的毒性作用，使其不能被吸收而排出体外，避免这些有害物质伤及生殖系统，维持精子细胞正常形态和功能。

（3）减少生殖系统感染：硒能激活体液免疫系统，提高机体的免疫功能，减少生殖系统感染，抵御疾病的侵袭。硒还可以提高红细胞的携氧能力，使男性大脑得到充足的氧供给，保持良好的精神状态和体能。

4类男性更易缺硒

硒的缺乏可以使体内过氧化物浓度增加，造成男性生殖系统和睾丸的伤害。那么，哪些男性更容易缺硒？

（1）生活在低硒地区的男性：我国大部分地区自然环境中低硒，粮食和天然植物中硒含量极低。而人体自身不能合成硒，容易造成人体硒缺乏，不利于整体健康，尤其是对男性生殖健康构成严重威胁。

（2）大量吸烟及酗酒者：香烟中的致癌物质镉对硒有强烈的排斥作用，可加速人体内硒的代谢，影响硒的吸收；长期过量饮酒，可加速硒在体内的代谢，最终导致人体各种器官因硒供给不足，容易遭受各种毒素和病菌的侵害。

（3）男性不育者：研究发现，硒是影响精子产生和代谢酶的组成成分，缺硒不仅影响精子质量，还会引起睾丸发育不良。而给硒元素水平较低、生育能力低下的男性患者补硒，可以改进男性的精子质量，提高生育潜能。

（4）成年男性：成年男性作为社会的骨干和中坚力量，承受的身心压力大、负担重，生活起居无规律，免疫功能逐年下降，对可以调节免疫功能的硒需求量加大，容易出现硒的相对缺乏。

科学补硒，“吃”出男性健康

对于缺硒的男性，适当补充硒是有益的。那么，应该如何补硒？目前认为，科学补硒以从自然环境和饮食中获取最为可取。啤酒酵母、小麦胚芽、大蒜、芦笋、蘑菇、芝麻，以及许多海产品，如大虾、金枪鱼、沙丁鱼等富含硒。含硒量较高的食品包括黑米、黑豆等食品。另外，有一些植物，特别具有富集硒的能力，如黄芪、莎草、紫菀、滨藜及苜蓿。

需要注意的是，补硒也不是越多越好，盲目过度补硒也会“事倍功半”，有时甚至可以是有害而无益的。一般建议成年男性硒的摄入量为 70 微克 / 日。根据中国营养学会 1998 年修订的标准，中国人硒的需求量一般在 30 ~ 440 微克，超过 440 微克可能中毒。建议准爸爸或者男性不育者，如果需要补硒的话，尽量从食品中获得，或者咨询专科医生，在医生指导下科学补充硒制剂。

13. 打造完美的性生活需要“内外”兼修

完美的性生活需要参与者双方的身体健康情况和情趣处在良好状态，同时还必须要有与之协调的环境因素。因此，性情男女为了从性事中获得最佳的愉悦效果，对房事的内外环境仔细“检点”是非常必要的。

内环境

夫妻双方身体健康、精力充沛是进行完美性爱的基本前提，一旦一方因为过度劳累、心情不佳、患病、女方早期妊娠、流产或来月经等不利情况下应该尽量回避房事，否则容易遭遇尴尬局面，并可能对以后的性生活产生不良的心理和生

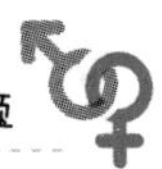

理影响。

要想获得性生活的巨大满足，还需要夫妻双方积极参与，默契地配合，密切协作，彼此充满激情的全身心投入，采取相应方法来激起对方的情与欲，共同充当“二重奏”的主角，只有在“进入状态”下的性生活才容易获得满意。有相当部分的夫妻可能由于他们太过紧张、一方缺乏情趣而冷眼旁观等，限制了对性生活的仔细体验和充分发挥。

追求美满和谐的性生活有赖于爱侣双方的情感交流，一定要有良好的感情基础，做到水乳交融，将性爱与情爱融为一体。毕竟，激情是100%的“伟哥”和“伟嫂”，人生激情当尽欢，而尽欢的前提之一就是随心所欲，这反倒可能激发更大的“性”情，因而没有必要太过于为自己的行为举止设计过于苛刻的步骤，或过于墨守成规。实际上，最高级、最通用的“性技巧”不是动作上的而是心灵上的，应该尽可能多地把爱慕、依恋、亲密和关心的真情倾注和浓缩于性生活之中。

外环境

完美性爱本是一件很浪漫的事情，应该在充满温馨、柔情和浪漫的气氛中进行，以增加性生活的情趣。

首先要营造温馨的性爱小巢。从繁忙的工作中抽出一点时间，将性生活的环境布置一下，以增加浪漫情趣，并努力把卧室的声、光、色调配得与性生活气氛相互协调，消除一切不和谐“音符”，使双方都感到亲切、轻松愉快以有利于激起情欲和性唤起。

其次要尽量避免败“性”的外观和言谈举止，并让自己的外表具有强烈的性吸引力。性事前先沐浴或洗涤、淡雅装束，可以避免不洁的形象或难嗅的气味让对方厌恶而败“性”。选择比较性感的内衣是女人的特权，而温柔体贴是女人对男人的期盼，真情投入的抚触、亲吻、拥抱和柔情蜜意的情话也常可增强对方的性唤起。

实际上，性生活环境虽有内外之分，但内外环境均是完美性爱的基本保障，常相互影响，任何一个不慎都可能是败“性”之笔，且不可顾此失彼。

14. 睡房布置有技巧，卧室电视会败“性”

性生活的影响因素十分繁多，如患病、过度劳累、情绪不佳、夫妻感情不和睦等都难以让夫妻尽“性”。但是你知道吗，性生活地点选择不合适以及性生活环境的布置情况也会影响人们的“性”趣。如何激发卧室里的激情，似乎每个家庭都有自己的独特办法，而有一些是比较具有普遍性意义的，可以推荐给公众选择采用。将卧室布置得温馨而充满浪漫气息，可以点燃性爱激情。

意大利科学家研究发现，卧室里不放电视的夫妇性生活的次数要比卧室里放电视的夫妻高出一倍。这个研究小组调查了 523 对意大利夫妇，研究发现，卧室里不放电视的夫妇，平均一月过 8 次性生活。而在卧室里放电视的夫妇每月的性生活次数则下降到 4 次。

如果您本想买台电视放在卧室里，看到这篇报道，是不是得重新考虑一下了？事实上，卧室里放电视确实会对性生活产生很多不利影响。因为很多人都习惯在睡前打开电视，舒舒服服地躺在床上看，尤其是一些电视连续剧更是让追剧人期待，由于被电视中的情节所吸引，就很少会跟伴侣进行交流；一些恐怖、悲惨的情节会对心情产生很大的影响，从而抑制性情绪；此外，电视机产生的辐射也会对情绪和身体有一定的不良作用，这些都可能影响性生活。因此，卧室里最好不要放置电视机。

为了营造良好的性爱氛围，也不妨注意一下卧室的色调和环境。由于妻子的性动机更易受到环境的影响，所以建议，卧室的总色调应以妻子的感受为主，一般应遵循“相辅相成”的原则，即色调所体现的情趣应与妻子在公开场合所表现的性格特征相反，这样可以起到互补的作用，充分调动她平时不轻易流露的多种丰富情感。如果妻子的性格比较外向热情，卧室应采用比较淡雅、朦胧的色调，如淡

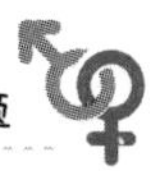

粉、淡紫色，可以唤起女性温柔体贴的天性；而妻子的性格比较内向拘谨，卧室应采用比较明快、热情的色调，如橙色、嫩绿色，可以调动起女性的狂野激情。

此外，卧室的布置也应该有所讲究，卧室里不要放太多家具，过多的堆砌会让夫妻产生压抑感。布置应该简单，但有种朦胧感，最好选购一些可以调节明暗程度的吊灯、壁灯或落地灯等。还可以在卧室里放一面大镜子。把镜子放置在可以观察到自己的地方，然后在远离镜子的一端放一盏柔和的小台灯或一根蜡烛，夫妻在柔和的光线下观察双方的性生理反应，这样可以提高性兴奋状态。

15. 裸睡让男人更自信、更强劲

着衣而眠，是种习惯；脱衣而睡，却是种享受。美国布洛斯金调查公司不久前进行的一项调查发现，如今在美国，裸睡人数有了增多的趋势，年龄层也在逐渐变大，其中21%的25～51岁男性都说裸睡让自己更放松。而在日本，裸睡也一直为睡眠问题研究所专家所推崇，更有爱好者在网上建立了裸睡俱乐部，畅谈自我保健心得。不过，大多数中国人却认为，裸睡如同“开门见山”，把两性间的那点神秘和新鲜都变成了一览无余的寡淡。

那么，裸睡到底有什么好处，爱好它的人是如何体会其益处的呢？

裸睡在日本很受推崇。潜心研究裸睡问题的日本北海道医生丸山淳指出，北海道有个村庄，所有居民都有裸睡的习惯，几乎无人失眠。这是因为裸睡能减少衣物带来的束缚感，让人从被捆绑一天的感觉中解放出来，利于提高睡眠质量。日本睡眠问题研究所专家对此表示赞同。

针对目前全球都在蔓延的无性夫妻问题，日本大学社会福利科原木教授指出，裸睡还能提高性欲，帮助无性夫妇重新开始正常的性生活。视觉上看得到，触觉上摸得着，就很容易产生性兴奋。另外，男性裸睡还可以让睾丸温度下降，精子变得更活泼，性欲望自然就增强了。

经常手脚冰凉的人偶尔尝试一次裸睡，就会感到温暖、舒适，并很快入睡。台湾台北国泰医院妇癌中心郑丞杰医生指出，裸睡好比泡温泉，在除去衣物后，皮肤血流量增加，身体产生的热气自然散发出来，包裹在四周，让人体自我保护能力得到提高。最新研究显示，这种“无拘无束”还利于改善慢性便秘、慢性腹泻及腰痛、头痛的问题，一些妇女的痛经与颈肩痛等问题也会逐渐减轻。

日本泌尿科医生清水在研究男性性冷淡问题过程中发现，建立裸睡习惯后，男性在性生活方面能变得更加自信，夫妻生活更放得开，这对促进两性间的相互信赖，促进夫妻关系都有很好的帮助。

裸睡者的性交也要有前戏。很多人对裸睡促进性爱表示怀疑，认为这种“开门见山”，会让夫妻间缺乏新鲜感及神秘感，长期下去容易招致“性感钝化”；还有些刚开始尝试裸睡的夫妻，发现他们在初期性生活频繁，后来则减少，所以普遍认为裸睡并不能提高性生活频率。实际上，裸睡是性感、自在的，与性生活并不矛盾。赤裸相对激发的是两性热情，而性生活中“前戏－高潮－后戏”的环节才是维持性生活的根本。如果这些环节让人回味，则长期裸睡也不会降低性生活新鲜感。

尝试裸睡，最重要的是在心理上完全放松，能够自在地面对自己的身体，同时还要妻子也能自在地面对丈夫的身体。如果夫妻中有一人思想负担重，则不如先不试，或者先试试分被裸睡，让保守的一方尝到甜头后，放松身心、促进性爱的效果才能显出来。

初试裸睡，一定要选对床单、被罩的材质。纯棉虽是亲肤的材料，但必须洗过一次或睡过一段时间后，保健效果才最好；而丝绸冰凉柔滑，并且分量很轻，可以让人完全放松，春夏季非常适合，但冬天就稍冷了点。裸睡绝不能脱衣就睡，一定要注意保暖。床单、被罩最好每周都换，千万不要把它们当成“免洗睡衣”。

有些人无需全裸，即裸睡也不一定要全裸。冬天的时候穿着一件上衣保暖，偶尔穿一件内裤做个视觉调剂，都是有益于两性健康的。还有些人，如青春期男性就不适合全裸而睡，因为这种年纪的人正血气方刚，而裸睡使下体缺少一层屏障，经常与棉被发生摩擦，阴茎易兴奋，夜间会频繁勃起，容易影响睡眠。女生

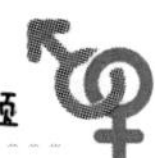

的月经期也不适合裸睡，不仅有卫生上的考虑，还因为她们需要格外注意保暖。肠胃不好的人，裸睡时最好注意保护腹部，以防着凉。

16. 你家准备选择夫妻分床睡吗

不在一起睡，结婚干啥！对于绝大多数的中国家庭来说，乍听起来“夫妻分床睡”的确有些刺耳，仿佛与夫妻感情不睦有关；而已经适应了夫妻同宿一床的家庭，似乎更没有必要分床而眠。

分床睡包括分房睡、分床不分房以及分被不分床等多种方式。实际上，分床睡自有其心理文化、性科学、美学诸方面的原因，现代人类已经为它赋予了许多新的内涵，分床睡只是手段，其目的是为了夫妻生活更甜美、幸福和更具魅力。可以列举出许多分床睡的益处，包括保持健康、增进感情、维护独立个性和隐私等。

（1）有助于控制性生活频度，避免纵欲过度：夫妻同睡一床，肌肤之亲、语言挑逗、甚至彼此的体味都可能激起对方的强烈情欲，容易导致过频的性生活，而性生活的质量并不能完全保证，且对夫妻双方的身体健康不利，使人产生头昏眼花、精神倦怠、腰膝酸软、工作效率下降等，甚至可诱发泌尿生殖系统疾病。

（2）有助于回避尴尬局面：当夫妻一方不适宜过性生活时，如患病的急性期、过度劳累、心情不佳等，以及女性月经期、妊娠早期和围产期等，夫妻同床而拒绝对方的性要求是一件很难开口的尴尬局面，也往往不容易成功；而分床而眠，尽量避免直接和间接的刺激信号，则拒绝对方的性要求很容易成功。

（3）有助于保障充分的休息时间和个人空间：由于工作和生活方式的差异，一些夫妻可能有不同的作息时间和习惯，尤其是有一个嗷嗷待哺的孩子后，睡眠和起床时间必然不同。夫妻分床可以让双方的休息不受打扰，充分保障睡眠的时间和质量，有助于消除身体疲劳，并对身心健康有益。分床睡还为各自保留了一片自我空间，增加生活自由感，有益于双方的心理健康。

（4）有助于增进彼此的吸引力：俗话说：距离产生美。在经过了一段共同的生活之后，许多夫妻的生活，尤其是性生活逐渐地变得乏味了。也许是因为朝夕相处，连对方身体上的任何一点瑕疵都一清二楚、尽收眼底，彼此已经丧失了新鲜感和美感，双方都有可能会产生厌倦情绪，浪漫气息和吸引力荡然无存，这种"审美疲劳"对维持夫妻间的良好感情和家庭和睦是极其不利的，明智的夫妻应该尽早地充分认识到问题的严重性和解决的迫切性，并做出相应的调整。善于驾驭配偶情感的人，首先要善于驾驭配偶的"性"情。所以，如何让配偶感"性"趣，一直是所有已婚夫妻的必修课。为了更好地掌握这一门"学问"，已婚者应该注意自己生活中的点滴事项，分床睡不失为一种解决的办法，可以增进彼此的新鲜感和神秘感，起到"小别胜新婚"的作用，可以激发更大的爱情火花。

国外家庭中夫妻分床睡的现象比较普遍，除了思想比较开放外，似乎还与充裕的居住空间有关。随着我国居住环境的不断改善，客观上已经为家庭分床睡创造了物质条件。那么，是否选择分床睡就主要决定于夫妻双方对它的看法了，而分床睡现象在大城市中也悄然兴起。当你厌倦了千篇一律的夫妻日常生活，选择来一点改变，给生活增添点新奇的话题，未尝不是一件好事，慢慢适应了，也许会成为新的生活习惯；不能适应者再改回来，也是一次值得回味的探索。但任何事情都有两面性，在考虑夫妻分床睡之前要权衡利弊，然后再做决定不迟。都说距离产生美，也确实有因为距离而产生隔阂的。在选择分床睡的时候要把握一个前提，既是双方的需求和选择，能够让双方均受益，且彼此感情深厚，能够掌控感情的走向，否则要慎重考虑，尤其是对于有矛盾的夫妻要把握好分床睡的尺度，分床而眠的时间不宜过久，不要让暂时的分开成为永久的分离。

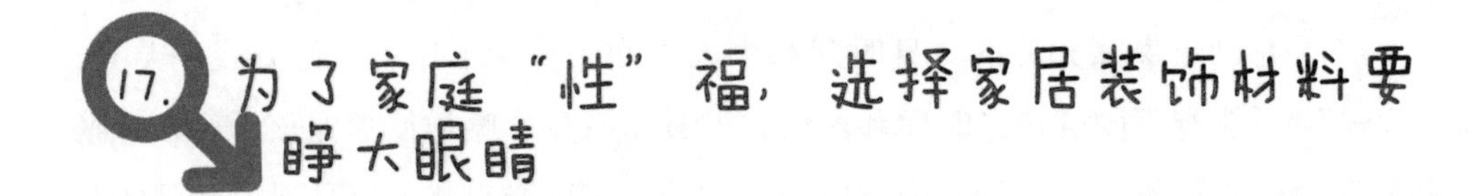

随着健康意识的不断增强，人们越来越重视空气、水源等日常生活方面的环

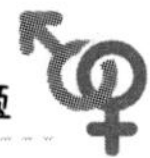

境污染与毒害带给健康的不良影响，包括汽车尾气、香烟烟雾、家用煤气以及重金属等的毒害作用。但与我们日常生活密切相关的家居装修选材不当，可能成为健康的潜在隐患，且往往没有引起足够的重视，等到危及自己和家人的身体健康时，就悔之晚矣！使初衷为了改善生活质量的装修，一下子成了令人恐惧的“隐形杀手”。

近年来，小儿白血病和再生障碍性贫血的患者明显增加，专家推测，装修材料中的有害物质可能是一个诱因，甲醛、苯、苯乙烯和辐射是罪魁祸首。居室装潢的选材固然要考虑实用、美观和舒适，但健康是不容忽视的第一要义，必须慎重选择装饰材料，千万不要在富丽堂皇的居室背后埋下不安全的祸根。目前，市场上的装饰材料良莠不齐，很多来路不明的装饰材料混迹其间，消费者需明明白白消费，增加自我保护意识。

家庭装修材料中的健康大敌主要是有毒气体和电离辐射。

（1）甲醛和苯乙烯等有毒气体：甲醛、苯和苯乙烯都是国际卫生组织确认的致癌物。芯板和曲柳等各种贴面板、人造板材、复合地板、各种密度板以及木质家具产生的有害物质主要是游离的甲醛，释放期可长达 3 ~ 15 年；油漆中含有苯和苯乙烯等；假冒伪劣的涂料和墙纸可能挥发出多种有毒害的气体，均危害人体的健康。

甲醛本是医学上用来固定组织的试剂，甲醛蒸汽浓度较高时，对黏膜、上呼吸道、眼睛和皮肤具有强烈刺激性，接触甲醛气体者可出现头痛、头晕、乏力及视力障碍，还会抑制汗腺分泌，长期接触可导致皮肤干燥皱裂，甚至可导致癌症、胎儿畸形，并影响生育能力。成年男子经常接触超标的甲醛可以使睾丸的曲细精管萎缩、变性、坏死，精子成熟障碍，造成精子数量、活力及正常形态精子密度降低，使生育功能减退或丧失。我国有许多措施控制家具和装饰材料中甲醛的释放和检测方法，并制定了甲醛释放量的国家 A 级环保地板标准是 9mg/100g 以内。

苯主要存在于油漆和涂料当中，苯乙烯则以蒸汽状态在大气中存在。接触超标的苯或苯乙烯可立即引起黏膜刺激（流泪、结膜炎、咳嗽、流涕）、接触性皮炎、哮喘性支气管炎、变态反应性疾病、易疲乏、眩晕、头痛、恶心、胸闷、意识模糊等，严重者会出现昏迷，以致呼吸、循环衰竭而死亡。

（2）电离辐射：性腺（睾丸和卵巢组织）对电离辐射十分敏感，研究发现，辐射可以造成睾丸生精功能的一过性或永久性损伤，对男性生育能力的影响受到辐射的种类、剂量、持续时间、年龄等因素影响。一般使用药物的剂量越大、时间越长、年龄越小，对生育功能的损害越严重，恢复所需要的时间也越长。天然石材的电离辐射可以造成睾丸生精和卵巢排卵能力的一过性或永久性损伤，导致男女不育。在家庭装修中经常使用的大理石、瓷砖、花岗岩、坐便器等，具有一定的放射性，有些可能含有超标的射线。

所以，在家居装修中要防止并尽量避免接触有害气体和电离辐射对人体的损伤。在选择家庭装修材料时最好选用经有关部门鉴定合格的产品，并应该推广无毒害气体、无放射线的安全环保装修方法。此外，为避免家具、装饰材料和油漆中有毒气体的伤害，新买的家具不要急于放进居室，新装修好的房子最好过一段时间再入住。

18. 两地分居，让我们夫妻难再“性”福

夫妻生活问题出现了纷争，专家的观点很重要，而且夫妻双方的角度都要考虑到。

丈夫：我们本是恩爱夫妻，已经结婚多年，并有一个人见人爱的儿子，男人的强者特点让我将事业放在了第一位。随着事业的不断发展，钱越赚越多，而夫妻分居也越来越频繁，甚至有时可以连续几个月不回家，但我对妻子的忠诚没有改变，也绝对没有越轨行为。刚开始外出办事，只是偶尔尝试手淫来借以宣泄，逐渐地一发不可收拾而迷恋上了此道，直到最后这次经过半年分居，再次回家后使劲浑身解数也没能满足爱妻，才发觉事情严重了，但为时已晚，再回头太难

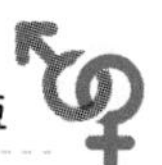

了。我知道问题出在哪里，是经常分居和手淫造成了我的阳痿，现在即使手淫也不能让阴茎勃起很硬，而且一旦停止刺激，阴茎很快就会软下来。像我这种情况还能恢复吗？

专家解答：性生活出现问题在所难免，只要有爱在，克服困难就都会变得比较容易，即使是十分困难的问题也不难战胜。不要过分埋怨“手淫”，手淫与性交具有同样的生理反应，适度的手淫不会对身体造成任何伤害，许多经常分居的夫妻最经常选择的安全性活动方式就是手淫。来信咨询的“丈夫”问题并不严重，请放下思想包袱，你的情况不属于阳痿范畴，但可能是手淫过度，使得勃起神经和阴茎疲劳，导致阴茎敏感性的下降，使人体对性刺激的敏感性和反应性降低，当然就会出现勃起不坚的现象了。毕竟手淫的力度要比女人阴道的力度强烈得多，这给夫妻性生活造成了难以想象的障碍，一旦做爱时，阴茎反而不能勃起、勃起不坚挺、甚至不能在女性阴道内射精等。实际上，这本是人体的一种自我保护机制，注意休息和调整即可，给阴茎一个宽裕的自我调整机会，逐渐可以恢复阴茎的敏感度，必要时配合适当的改善性能力药物，绝大多数是可以逐渐恢复夫妻性生活的。此外，征得妻子的理解、支持和密切配合，对于你的性能力康复也十分有益。

妻子：与他结婚12年了，我们彼此很恩爱，性生活也一直让我很满意。丈夫很能干，我也支持他奔事业，几年来家里的生活水平也越来越高，但我并不看重他的金钱，他在“那方面”越来越“不行”让我难以忍受。最初我还以为他经常外出，肯定外面“有人了”，但我知道丈夫不像是那种拈花惹草的人，细心观察之下也仍然能够感受到他对我的爱，那么问题到底出在哪里？应该怎样做才能挽救我们的“性”福呢？

专家解答：面对“无能”的丈夫，观望和埋怨的态度没有任何意义。一些妇女常常会抱怨自己的男人不向她求欢，其实那些男人不一定是不想过性生活，而更可能是害怕性生活不成功。而本文提级的丈夫很可能已经预先跑去洗手间自慰，宣泄掉了胀满的欲望，再回到卧室的时候，已经没有了任何想法也说不定。

从“妻子”的来信中可以看得出来，妻子还是十分信任并在乎丈夫的，也对男人的健康充满了关切，并且愿意了解如何才能挽救“性”福，这很重要。当男人遭遇困境时，妻子对于丈夫渡过难关非常关键，丈夫的困难需要妻子的援手，妻子是丈夫最好的“伟哥”。明智的妻子应该立即行动起来，首先探明丈夫问题的真正原因，然后帮助他克服困难。尽管在丈夫性康复过程中有时也会遭遇到难以想象的困难，但是办法总是要比困难多的，其中有相当部分的康复过程是可以在家庭内部进行的，但是这需要家庭主妇的鼎力合作。善解人意、温馨可人的妻子懂得该在什么时候、该怎样帮助自己的爱人。那么，机会来了。你可以让性交的场所充满诗情画意和温馨舒适的情调，不要在语言上施加压力，让男人的心理状态可以达到完全放松的程度；减少性交频度或在一定的时间内节制性交，有利于勃起中枢得到必要的休息和调整，精液储备的增加也可相应地增加男人强烈的性欲；加强性交前的诱导和“前戏”，可以让男人尽快进入“实战状态”。同时，妻子应该刺激丈夫其他的性敏感区以助“性”。在以上的办法没有奏效时，可以考虑接受医疗帮助。

19. 分居情长，团聚“气短”

一些经常两地分居的夫妻，彼此靠鸿雁传书，互诉衷肠，往往情意绵绵，回味无限。也许需要数周、数月甚至数年的时间才能与妻子小聚一次。在那些短暂而美好的团聚日子里，共享鱼水之欢成了他们彼此献给对方的最佳礼品，也将成为分手至再次团聚之前的刻骨铭心的记忆。这也难怪，许多正当壮年精力旺盛的夫妻，由于客观条件的限制只能拼命克制自己的欲望，用工作或者孩子转移自己的注意力，而一旦有了机会，压抑的激情就像决堤的洪水一样喷薄而出，一发而不可收，不得不夜夜欢愉恩爱，有时晚上不尽兴甚至还会在白天找机会弥补。尽管多数时候只是隔海相望的牛郎织女，忍受着心理上和身体上的双重煎熬，但其实每次重逢的时候，他们往往都会把在别离的日子里失去的性福和快乐给加倍地

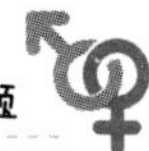

找回来！

一旦他们经过若干年的牛郎织女生活结束，在饱受了多年的相思之苦后，终于迎来了可以日日相厮守夜夜共枕眠的幸福时光后，新的问题出现了。一些男性往往会在同样充满暧昧情调的氛围中，却怎么也找不到以前那种心急火燎如狼似虎的感觉。好不容易经过漫长的前戏拉开了序幕，又发现自己竟然“电力”不足，任凭如何调动全身的神经和能量，关键的地方就是迟迟进入不了角色，甚至折腾了半宿仍无起色后，只好在妻子困惑不解的目光中，心不甘情不愿地偃旗息鼓。甚至在经过一段时间休息调整之后也难以恢复当初如狼似虎的感觉，甚至可能有每况愈下的趋势，甚至在进补大量的壮阳用品后也无济于事。谁能相信，一个曾经让妻子飘飘欲仙的伟丈夫，竟然会演变成一个让女人满腹幽怨的“痿人”！那种恣情肆意酣畅淋漓现在却只能在梦中回味了，而以后的生活将变得越发艰难，只能在女人一日甚似一日的埋怨中苟且度日。

究其原因可能各有不同。如有些人因为工作性质和工作环境发生了翻天覆地的变化，工作和应酬占用了大部分的时间，于是在日理万机和觥筹交错中，以往所养成的那些良好生活习惯也渐渐离去，甚至可能堕落成了一个四体不勤身有赘肉的“烟酒生”！也有些人是因为与妻子密切接触中的生活琐碎干扰了和谐的夫妻感情，昔日两地分居定期小聚的日子，尽管孤枕难眠的滋味也不好受，可小别胜新婚时的期盼仍然值得留恋。

因此，共同生活多年的夫妻，不妨偶尔尝试“小别”，可能有意想不到的“胜新婚”的美妙感觉。

20. “百里不同房，同房不百里”

小黄是一个正值壮年的工程技术骨干，为了近来单位接受的一个大项目，突击工作，不眠不休，已经连续奋战了几个昼夜，妻子的催促电话也已经接了有无数个了，但是为了顾全大局也没有办法，只好舍小家而为大家了。刚刚可以歇下来“喘一口气”了，他便急匆匆地赶回家里，来看看早已等待得不耐烦的妻子。在夜深人静时分再次见到心爱的妻子，一股爱意和歉疚之情占据了小黄的大脑，一定要好好地回报妻子一次。而渴望已久的妻子更是“性”致昂然，两个人迅速进入了状况。但是让小黄没有想到的是，自己却在关键时刻“掉链子”了，也说不清楚自己到底怎么了，只觉得心跳的十分厉害，双下肢软弱无力，并出现颤抖、抽筋情况，坚持还不到 2 分钟就“交了枪”，射出了精液，然后就一蹶不振浑身瘫软下来。显然，妻子对自己的表现十分不满，还半开玩笑地奚落小黄：“是否在外面干了什么对不起我的事情？”。这让小黄百口莫辩，好在他知道妻子是掌握自己“行踪”的。

小黄夫妻间出现的这种性不和谐现象在日常生活中是很常见的，也就是在身体状态极度疲劳的情况下进行性交所带来的难堪境遇。经验之谈的“百里不同房，同房不百里”是一句农村俗谚，讲的就是这样的一种情况，包含了深刻的道理，让夫妻生活不要在劳累后进行。所谓的“百里不同房”是指长途行走以后不宜马上性交；“同房不百里”指的是性交后不宜马上长途行走。当然，广义的“百里”还包括剧烈运动或过度劳动等情况。

如果人们在长途行走或过度劳累以后，未经适当休息就进行性生活，那么，由于肌肉骨骼和性器官同时需要大量的血液供给，可以造成血液出现“供不应求”的局面，一方面使血液难以保证生殖器官的“重点”供应，容易让局部的充血状态不充分，使得男人的阴茎不够坚挺，女人的感受不够强烈；另外一方面供应肌肉骨骼的血流量大大减少，必然会导致全身酸软无力，难以支持性交所需要的体力；同时，还加重了心脏的负担，要加快心脏跳动的频度来应付运动器官和生殖器官对血液的需要，并往往会出现“顾此失彼”的尴尬境况。反之亦然，如果在性生活后马上从事剧烈的体力活动，也会让人体的心脏和血液系统顾此失彼、疲于奔命。偶尔出现这样的尴尬情况，对身体健康和性和谐的影响也不会太大，但如果让类似的情况频繁发生，其结果会最终影响到中枢神经的调节功能，对夫妻双方的身体健康、性健康和心理健康都构成了严重的威胁。

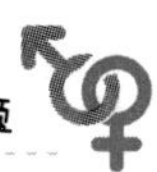

实际上，“百里不同房，同房不百里”可能还含有另外一层深意，即如果在过度的身体疲乏状态下勉强同房，由于上述的不利因素，必然造成性生活质量不高，而且人体的功能状态也容易因疲劳而不能胜任，这不仅对疲劳者的自身健康十分不利，还可以影响到双方的性感受，夫妻难以在性生活中感受到巨大的身心愉悦，使得性和谐难以维持“百里”之久。久而久之可以使得双方对性生活的愉悦感受降低，甚至可以使得过度劳累一方对性生活产生厌烦和恐惧情绪，“性”将变得不再重要，甚至可能成为负担，还可以出现诸如阳痿、早泄、不射精、射精延迟、性快感减低、女人性冷淡等各种各样不同程度的性功能障碍，这不仅会影响到夫妻间的性和谐，还必然会影响到夫妻间的感情，甚至会导致感情破裂，最终也可能因此而导致劳燕分飞，使得婚姻关系不能维系更长久，相爱的夫妻因此难以白头偕老地走完“百里”人生。

过度疲劳下进行性生活的这种情况，还多见于洞房花烛夜的新婚夫妻和为了生计而疲于奔命的“苦命鸳鸯”，久别之夫妻千里来相聚者也容易因为赶路程而让身体疲惫不堪。如果此时坚决拒绝配偶的性要求，把身体的疲倦和劳累当作理由来回避向对方示爱，长久下去必将伤害到配偶的感情，造成夫妻关系紧张。我们不妨相应地采取一些对策来进行必要的调整，可能会获得意想不到的满意效果。

对于洞房花烛夜的新婚夫妻，为了结婚所付出的操劳和准备过程的劳累程度是难以想象的，应付婚宴也让人晕头转向，还要陪饮大量的酒精，对夫妻双方的体力和精力都有极大的消耗，均不利于彼此充分发挥性功能。所以说，洞房花烛之夜的性生活尽兴固然值得提倡，也让人倍加羡慕，但不和谐不美满也是理所当然的事情。好在来日方长，新婚夫妻也用不着急在一时，长久的婚后共同生活可以让小夫妻尽情地在性生活中遨游和探索。

对于工作过于紧张忙碌的人们，例如经常要在白天辛勤劳作，经常半夜才能回家的人们，即使勉强接受对方进行性生活的要求，也常常表现出应付了事的敷衍态度，或者是力不从心的为难之举，那么，还不如干脆先休息好（睡觉），与对方协商将性生活推迟到次日的清晨进行，这样做一来可以缓解身体的疲乏不适，二来还可以改善性生活的质量，也不会伤害对方的情感，何乐而不为呢！

对于“性”饥渴已久的重逢夫妻，在相聚的那一刻，要想阻止向对方示爱恐怕是难以做到的，在很多情况下也是不智之举。但是不妨采取一下迂回的方式来缓解彼此对对方身体的渴求。实际上，将阴茎插入阴道内的性交并不是性生活的唯一形式，使用手指（为对方手淫）和口唇（为对方口交）也能让配偶感到同样的满足，这也是性生活的重要方式之一，可以获得与性交同样的生理反应，况且这样做的体力支出也不大。从这个角度讲，即使是在十分疲劳的情况下，性的交流也不是不可以进行的。与此同时，疲劳的一方要抓紧时间休息，尽快恢复体力和精力，以尽早满足配偶全方位得到或占有自己的精神渴求。

21. 骑自行车影响勃起功能吗

骑自行车影响勃起功能在相当部分男性中是有传闻的，细心、内向的男人难免会引起一定程度的恐慌。家住在郊区的小黄，由于家里距上班地点较远，每天骑自行车上下班。热心的朋友出于关心对他说，别为了节约点乘车费而上下班长时间骑自行车，当心由此影响到勃起功能。这句话引起了小黄的极大不安，并赶到医院进行咨询。

我国是公认的自行车大国，众多的工薪族们多是以自行车作为代步工具，其中有相当部分男子的骑车时间可能比较长，担心这种活动方式对男人的“性”福和身体健康产生不良影响是可以理解的，也还是要认真对待的，并且要区别对待。

从勃起功能角度来看，骑自行车对男人的勃起器官没有直接的影响，而骑自行车还可能有利于性功能的发挥和改善，尤其是对于已经存在勃起功能障碍的人还有积极的保健、调理作用。例如骑自行车属于全身性运动，尤其是对于会阴和下腹部的肌肉、血管、神经等组织器官的运动，包括对局部勃起相关神经反射的锻炼，这必然同时有利于性功能的发挥；骑自行车时，自行车座对会阴部皮肤、肌肉和其他组织器官的刺激与按摩作用，对阴茎勃起功能也有一定的改善作用。

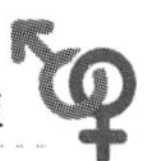

但是，常年的长时间骑自行车，也会给男人带来一定的麻烦，可能与局部的某些充血性疾病有关，例如慢性前列腺炎和精囊炎，而局部的炎症性疾病对男人性能力的充分发挥是不利的。前列腺的险要位置决定了男人在很大程度上是“坐”在前列腺上的，所以经常久坐的男人的前列腺负担较重，而骑自行车、摩托、骑马等骑跨动作都可以造成对前列腺的直接压迫而导致前列腺充血，使前列腺液的排泄更加困难。因此，我们提倡不要长时间骑车。不得已选择这种交通工具的男人也可以进行适当的调整，例如让车座软一些、车座的中间部位凹一些，尽量短程骑车，长时间骑车遇见“红灯”时，也不要沮丧，这可能是提醒你应该关注一下你的局部器官，尤其是前列腺了，适当地推行一段路程，对你的前列腺十分有益，可以明显减少相关疾病的发生，因而可以间接地有利于男人维持良好的性功能。

22 长时间坐驾，让男人很受伤

近年来，我国的经济发展形势喜人，也带动了汽车产业的火爆，汽车销量节节攀升，而拥有自驾车的家庭越来越多，司机的数量也以惊人的速度增加。然而这一切带给我们的不全是喜悦和激动，长时间坐驾一族的健康问题堪忧，尤其是男性司机，整日里坐在车里颠簸，让他们很受伤。

长时间地坐在驾驶室里，通过方向盘实现畅游的同时，久坐也在潜移默化地伤害着男人的前列腺，并带来一系列不愉快，甚至让男人远离了真实性爱。

前列腺与人体的其他器官相比较简直是微乎其微，但就是这么一个微不足道的小腺体，与男人的许多重要功能紧密相连，也带给他们许多麻烦。前列腺是男性生殖系统最大的附属腺体，每个男人只有一个，深居在盆腔内，处在举足轻重的险要关卡，成为男人众多重要盆腔脏器的核心位置。当男人坐下来的时候，前列腺刚好隔着会阴与凳子紧密相连，这也给男人的前列腺带来了巨大的负担。前列腺的险要位置决定了男人在很大程度上是“坐”在前列腺上的，所以经常久坐的男人的前列腺负担较重，甚至常常受伤。

男人长时间久坐不动可以造成对前列腺的直接压迫，使前列腺长期处于充血状态；坐姿可以让前列腺的排出腺管与尿道成直角，使前列腺液的排泄更加困难；因开车不便寻找厕所造成的憋尿及饮水减少也带给前列腺巨大的负担。这些影响都将成为诱发前列腺炎及疾病久治难愈的重要原因。

此外，许多经常久坐的男人抱怨阴囊和会阴经常处在潮湿状态，经常瘙痒，甚至发生炎症性疾病。阴囊的皮肤相当敏感，如果长时间坐着，阴囊处在潮湿、密不透风的环境中，就很容易产生湿疹，痒得让人不得不去抓，而越抓皮肤就越“受伤”，然后皮肤就越变越厚，瘙痒状况更加明显，容易形成恶性循环。

由此看来，长时间坐驾男人一定要注意“保养”，同时让自己“动”起来。

担心受凉的司机可以携带外套备用，但在车里的着装应该尽量少一些，以免出汗。最好避免穿着紧身内裤和牛仔裤，内衣宜宽松（通风好）且尽量避开丝质及化纤产品（密不透气）。出门上车前备好饮用水，适当的饮水除了可以稀释尿液，减少尿液浓缩所引发的一系列问题外，还让男人在一个半天内不得不多去1～2次厕所，此时的前列腺及阴囊皮肤也都会借机会“方便”一下。开车空闲时间里，司机可以下车歇歇脚，出租车司机则可在没有乘客的时候下车候客。坚持天天洗澡，尤其注意清洗阴囊夹缝，必要时可以涂些吸汗的痱子粉。

第二章

不良的嗜好、娱乐与休闲生活方式及工作影响男性健康

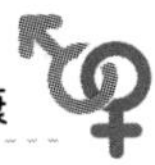

1. 激烈性爱危害多

台湾专家公布过一项数据：台湾当地的妇产科门诊平均每个星期都会发现2起妇女因为下腹部疼痛而大量内出血，甚至有的出血量超过2000毫升。询问之下，这些妇女几乎都是在性行为后才严重腹痛。专家估计其原因很可能是性行为过于激烈而造成卵巢囊肿破裂。医生表示，如果不马上进行腹腔镜手术止血，有可能会休克。据统计，患者通常集中在20~40岁性行为活跃的女性，并且最容易发生在连续假期。因此，医师建议女性在性生活时一定要特别小心。

人生尽欢需纵情，而性交理所当然地是性情男女纵情尽“性”的美妙时刻，但激烈性爱对女人和男人都是具有明显危害性的，可以引起男女生殖器官的损伤和其他许多不愉快的事件，让本来十分快乐的性交过程变得异常痛苦和尴尬。

激烈性爱是女性外阴、阴道和子宫损伤的罪魁，也是男性阴茎头和包皮损伤的元凶，甚至可以让男人的阴茎折断，这方面的例证不胜枚举。

此外，激烈性爱可以诱发男子的阴茎异常勃起。阴茎异常勃起并非性欲亢进的表现，是在某些病因刺激下，引起阴茎的持续充血状态，临床上可出现阴茎明显肿胀、疼痛，发展下去常使血液瘀滞，黏度增加，静脉回流更加困难，甚至形成血栓和局部肿块。若病情继续发展，受影响的血管闭塞并纤维化，最后常出现永久性阴茎勃起不能，无法进行正常性生活，危害极大，是一种急症，必须尽快处理。

激烈性爱造成男人的阴茎折断现象也偶有发生。阴茎在充分勃起后，若受到猛烈的撞击是会折断的，就像骨头折断一样，医学上称之为“阴茎闭合性撕裂症”，也有人将阴茎折断形象地称之为“阴茎骨折”，是阴茎的海绵体外面的白膜不堪重负而发生破裂的一种特殊情况，属于男科学的急症之一，需要紧急处理。阴茎折断多发生于性情粗暴急躁的青壮年，常见于粗暴的性交行为，在颠簸的车内进行性交者出现阴茎折断的情况也有报道，也可以是来自于女人对男人阴茎的粗暴“虐待”所致，例如女方的过度扭转身体等。

因此，建议在性生活时一定要特别小心，激情男女一定要控制自己的情绪，千万不要让过于放纵的性爱产生不愉快的结果，尤其是在节假日里。

2. 刺激过强，让男人败“性”

黄色影碟泛滥，已经成为一个社会公害，严重威胁着男性的身心健康。

痴迷于黄色影碟几乎绝后

设想一下，边看黄色影碟边自慰的男人将会有多么“爽”的心情！一种新的性活动方式，一个没有拥抱而已（不需要性伙伴配合）的自慰经历，将会带给男人强烈的新鲜感。实际上，许多男性可能都曾经有过类似的情形，激情感受过后带来的却并不全部是快乐。黄色影碟在给男人带来身心愉悦的同时，又频繁与男性生殖健康发生矛盾和冲突。

回想起当初独自欣赏黄色影碟的经历，浩经理脸上显现出复杂的表情，一丝陶醉却被无形的痛苦所掩盖。每次在一边欣赏黄色影碟一边“自行解决”时，浩经理都会努力地忍住自己射精的强烈冲动，以便于让性感受来得更持久且更加强烈。逐渐地，在自慰过程中不射精的次数越来越多。到后来，几乎很难射精，甚至干脆就不能射精了。婚前还没有感觉到有任何不妥，直到婚后妻子迟迟不能怀孕，才猛然认识到问题的严重性，但悔之晚矣。

痴迷于黄色影碟而深陷自慰当中的男人，除了追求强烈性感受而忍精不射外，部分男性的错误性观念作祟，因“精液珍贵论”而担心纵欲对身体的不良影响，也是让他们选择忍精不射的常见理由，最终都将给男性生殖健康带来了难以

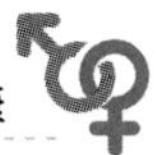

想象的危害。看黄色影碟对人的感官刺激是很强烈的，长期沉迷会使男性在生理、心理及体力上都难以承受，中枢神经系统功能紊乱，脊髓射精中枢受到抑制，性交时性刺激难以达到射精反射所需的阈值，身体对性刺激的感觉能力也有所降低。普通的夫妻性爱很难达到黄色影碟给男人带来的强烈感官刺激，因此无法达到高潮阈值，导致不射精的发生。

通过纠正错误的性观念及有效的性治疗来消除神经中枢对射精反射的抑制，配合局部的按摩刺激，绝大多数不射精患者可恢复正常。对短期内无法治愈而又急于生育者，可通过手淫或电按摩取精，做人工授精解决生育问题，并有助于后续的射精能力康复。

盲目模拟高难技巧带来身体伤害

挑战极限、寻求刺激是现代青年人的特点。在受到强烈的视觉刺激后，寻求同步生理感受的渴望并不奇怪，刻意模仿黄色影碟中的高难度性爱姿势和技巧也就不难理解了，但高难度的激烈性爱对男人是具有明显危害性的，可能损伤肢体和脊柱，引起生殖器官的损伤和其他许多不愉快的事件，是男性阴茎头和包皮损伤的元凶，甚至可以让男人的阴茎折断，激烈性爱还可以诱发阴茎异常勃起。这方面的例证不胜枚举，让本来十分快乐的性交过程变得异常痛苦和尴尬。

极致激情让栋梁之材没了“性”趣

许多未婚男性看黄色影碟后沉迷其中难以自拔，过度自慰纵欲，其中的高学历者中居多。

由于经济条件、生活环境及生活方式的特点，大学男生与黄色影碟的关系可谓深厚，他们获得黄色制品的渠道太多也太容易，某些男生宿舍甚至有校园黄色制品集中营的“美誉”，而且这种现象有越来越泛滥的趋势。大学男生对黄色影碟几乎是来之不拒的，甚至会主动上网去下载、传播，成为校园的另一个黄源。

试问，有几个大学生在大学期间没看过黄色内容影碟！

刚开始时，大家都是好奇而已，有些人会觉得看过黄色影碟才是真正的男人，也没有什么特别的感受，只要不是太过分就不会影响到学习和生活。渐渐地，一些人沉迷了进去，不断地幻想里面的某些镜头，不断地感受更加强烈的感官刺激。久而久之，对活生生的伴侣感觉越来越淡漠。终至发生性欲和勃起障碍。

不良刺激让男人出轨

值得注意的是，别样的感受却并不一定是最美好和最愉快的感受。这不仅表现在对男性生殖健康的不利影响，个别男性还因此而走向犯罪的道路，看黄色影碟相关的犯罪案件频发，案例不胜枚举。例如个别单身男子闲来无事，经常靠看黄色影碟打发时间，渐渐出现心理问题，偷窥女厕所或女性更衣间寻找刺激；未成年人强奸、轮奸案时有发生，青春性意识萌动与黄色录像中的一些不健康的情节感染而容易诱发青少年性犯罪。在各种不健康的环境诱惑因素中，黄色影碟位居榜首。生活在现实社会大染缸中，人们很容易接触到各种滋生犯罪意念的环境，部分心理上尚不成熟的男人容易受到不健康事物的诱惑，进而出现越轨行为。

体验真实自然的性爱感受

由此看来，偶尔感受一下别样激情本无可厚非，但过分沉溺其中则可能遗患无穷。为了体验短暂、强烈的感官性刺激而失去终生的“性”福是得不偿失的。男人要根据自己的情况，脚踏实地，把真情留给真爱，在与心爱的恋人交往中共同体验真实自然的性爱感受，才是幸福人生的真谛。

实际上，提高性生活质量的方法绝对不仅仅依靠黄色影碟这一个途径，恩爱夫妻完全可以通过相互体贴和尊重、密切配合、消除不良心理因素等，在轻松的

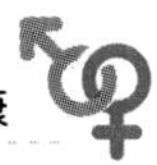

氛围中完成性交，都有助于提高性生活质量。

3. 变换性交姿势为何会出现不适

患者：我妻子今年44岁，我俩的性生活过得非常美满。但最近一年多来，性交时除了采用传统的男上女下式外，用其他姿势的性交，她都感到阴道发胀（但不痛）。当阴茎抽出时，上面偶有白色黏液。请问是何原因？用什么药物能治好？

医生：善于驾驭配偶情感的人，首先要善于驾驭配偶的“性”情。所以，如何让配偶感“性”趣，一直是所有已婚夫妻的必修课。结婚多年的夫妻，性爱过程很容易流于公式化，长期在固定时间、固定地点、以同样的方式来做爱，久而久之双方都有可能会厌倦。这种厌倦对维持夫妻间的良好感情和家庭和睦是极其不利的，明智的夫妻应该尽早认识到问题的严重性和解决的迫切性，并做出相应的调整，从而改善性生活质量。“喜新厌旧”是人的本性，因而进行性技巧尝试与探索是有益的，人们喜欢不断创新。

在尝试新的性交姿势的同时，夫妻双方会体会到全新的感受，其中也不乏些许不那么让人愉快的感受，例如咨询的女方可能体会到阴道发胀（但不痛），但是这种不愉快的感觉慢慢地就会逐渐适应。况且，在夫妻双方共同经过一段时间探讨新的性交姿势后，往往就会固定在一种或几种比较偏爱的姿势，当然也是最容易让夫妻双方均获得最大快感、最小不适的姿势，所以完全没有必要担心。此外，变换体位后感觉到的“阴茎抽出时上面偶有白色黏液”也是好理解的，毕竟男性射出的精液和女性阴道内的分泌物都可以随着阴茎而偶尔带出来些许。所以，你们夫妇遭遇到的情况属于探索新事物过程的必然结果，属于正常现象，因而也不需要治疗。

4. 真爱不需要太多的技巧和艺术

情爱与性爱是密切不可分割的，情爱可以激活性爱，而性爱又可以反过来强化情爱，无论单纯地强调哪一种爱，都是有偏颇的。有些男人既不强调对异性世界的理解，又不重视性心理的协调与修养，总是集中地强调种种性技巧，似乎不知道几“招”就不配做丈夫。在现实生活中，一些男人往往过分地强调了性爱，尤其是性交的技巧和艺术性，强调了性交动作、姿势和花样上的翻新，强调了性爱的创造性，强调了性爱的品位、质量、档次和环境，对性爱的要求和期望值明显增高了。难道这样做效果会更好吗？这样做真的有必要吗？

由于男人在性生活中所处的地位以及传统文化的影响，人们已经普遍接受了这样一种观念：性生活是否美满取决于男方，尤其是男方在性生活中的技巧如何，并把注意力集中在有性感受器官的那些身体部位上。但性反应涉及众多的生理和心理反应，尽管其中的一种或几种可能起着重要的作用，例如性交过程中全身肌肉的紧张度，但其他的反应也是不可或缺的，例如强烈的情爱感情的表达和流露。

我们承认，在科学地掌握性技巧使用前提条件下（①要双方绝对自愿并真正需要，否则将是侵犯对方的人格尊严，而且会造成双方的心理伤害，也不会产生好的效果；②夫妻感情良好；③双方性知识和性态度的水平非常接近，彼此容易沟通和接受对方的安排；④所用的性技巧必须是具有科学性的，并要准确掌握其适用范围的），在夫妻性生活中适当地使用科学合理的性技巧会产生有益的效果。但性技巧本身既不能制造出爱情和关切之情，也难以充分地沟通与交流夫妻感情。如果过分强调性技巧，会使性技巧产生相反的不良作用，将会使性爱的行为变成一种机械的动作，并形成疏远、孤独、人格受侮辱等情绪，必然会削弱了性爱与情爱之间的必然联系。我国的多数妻子们既不需要也不欣赏丈夫的性技巧，

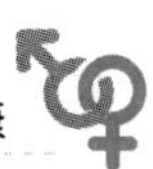

尤其反感丈夫把自己当成某种实践的“工具”，让男人在那里一味地“使用”。这种情况下，夫妻只会日益隔膜、冷漠乃至冲突。如果过于追究具体的、机械的性技巧，往往既不能制造出爱情和关切之情，也难以充分地沟通与交流。因此，越来越多的人感觉到，那样做的结果是，性不能表达爱，只不过是一种技巧和技能的体现。

实际情况却是，顺其自然地走过来的事物，让其顺其自然地发泄也许就是最好的，也自有其独特的道理。对性爱的这种过高的要求，使得人工“制造”性爱的味道更加浓烈了，因而使得性爱的负担也就产生或增加了，紧张焦虑情绪也就出现了；而随心所欲、顺其自然的自然发挥也就少了。

正处在精力充沛、激情亢奋阶段的青壮年男人，你完全可以要风得风、要雨得雨，完全没有必要寻找所谓的性爱的感觉和性爱的诀窍，随意挥发都是真情的流露和刻骨铭心的记忆；处在激情不再阶段的中老年男人，也应该是坦坦然然、平平淡淡才是真，跟着感觉走的感觉最好，而不需要刻意强求。实际上，最高级、最通用的“性技巧”不是动作上的而是心灵上的，是尽可能多地把爱慕、依恋、亲密和关心的真情倾注和浓缩于性生活之中。

所以，迷信性技巧而又忽视情感交流的男人，其实是在自讨苦吃。做爱不要太苛求自己，不要太讲技巧和艺术，只要自我感觉不错就可以顺其自然，跟着感觉走。

5. 性生活的时间规律突然改变会影响身体健康和性情趣吗

性生活是夫妻双方的活动，必须选择在双方均有时间、有情趣、身体健康等情况下进行。绝大多数的夫妻将性生活时机选择在晚间进行，或者他们夫妇都认可的时间，并且坚持相当长的时间，彼此都适应了这种选择。但是在现实生活中，有许多因素可能会影响到这种固定时间进行性生活的规律性，如由于夫妻的某一方，因为工作等原因，整个生活节律都被打乱了，性生活规律性的破坏也在所难免。

有这样一对夫妻，多年来生活稳定而和睦。但是，丈夫突然提升到了领导岗位，几乎每天没有按时下过班，每天都要很晚才能回到家里，而那时的妻子早已沉沉入睡了。面对孤单在家里久等的妻子，歉意之情难以言表，只有在第二天早晨以性爱来补偿妻子的损失。但是，在早晨过性生活改变了以往的多年习惯，"事"后还得马上动身去单位上班。也许是由于过性生活损耗了精力，当天感觉精神状态不是很好，工作起来也有点无精打采的样子，这一段时间以来一直是这样。因此担心这样长期下去会影响自己的事业。

像这种情况，选择适当的时机过性生活，并尽快适应这种新的性生活的时间，就显得十分重要了。如何进行必要的调整和适应，有时可能对部分男人来说还不是一件很容易的事情，并且可能因此而产生各种不适，甚至严重者可以导致各种性功能障碍。因此还是要认真对待的。

对于上述这个例子，由于工作性质的改变，造成了性生活时间的改变，使性生活时间改在了早晨，那么就应该尽快地适应这种调整，并尽量克服心理上的不适应与排斥。性生活虽然要消耗一定的体力，但是和谐美满的性生活却可以焕发出人体更大的潜能，使人们精力昂然，这方面的实例不胜枚举。实际上，早晨过性生活还有许多好处，如心情比较稳定、精力充沛、体力恢复良好等。在性生活当天出现的一些不适，应该分析是否与性生活频度过多有关，或者可以尝试将性生活时间改在公休日进行，这样可以性生活后有一个充足的休息过程。

6. 性器具给男人的性生活带来了什么样的变化

性器具是具有许多优点的，可以达到自娱、自慰、自疗的目的，正确使用

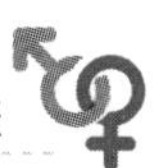

性器具可以避免嫖娼等非法性活动，并因此而避免了患性传播疾病。由于性观念的改变，人们已经不再回避或羞于谈论自己的性问题了，而性器具也是能够给人们的性生活一定帮助之物，尤其是对于现代社会中的某些特殊现象，如流动人口、独身者、老夫少妻、各种性功能障碍者的数量不断增加，以及解决离婚丧偶者的性问题，因而人们也不拒绝使用性器具，使得性器具市场呈现了一定的繁荣景象。

购买性器具有学问。你可以通过观察性器具的厂家、价位、包装、说明书等来自己初步判断器具的性能，避免购买到假冒伪劣产品。通过说明书上的咨询电话还可以得到制造商的技术指导和咨询，而且也可以初步判断厂家是否是负责任的。此外，千万不要购买“二手”性器具。

性器具属于私人用品，千万不要公用或共用。有些居住在集体环境中的男人们，为了解决宣泄多余的性能量，又希望节约费用而选择合买共用，甚至达到了“公用”性器具的程度，其中有的人因此而招致性病。仅仅是为了满足生理需求而因此染上性病是得不偿失的。

正确掌握性器具的使用方法是你从中获得最大快感的前提。使用性器具要在适当的私人环境中使用，并要注意保证绝对安全为前提原则。在使用前要仔细阅读说明书，详细理解器具的使用方法和保管要求，准确地进行器具安装。在具体应用过程中要循序渐进地启动相应的功能，不要突然间使用器具的最强大功率和性能，否则你的性器官会“抗议”的。

性器具也要注意保养，每次使用前后都要清洁处理，并要求带避孕套使用，而个别的性器具是属于一次性使用的，千万不要为了节约而重复使用，这样就达不到相应的功能效果，还可能带来不小的麻烦。

对于某些特殊的男人，如性功能障碍患者，科学合理地使用性器具可以对于性康复有一定的帮助，但是需要征得妻子的同意和帮助，在使用器具的同时加上妻子的爱抚，可以促进性功能的康复。

某些特殊人群还不能使用性器具，如心脑疾病等患者、少数对性器具成分过敏的人。使用过程中出现不适感、皮下出血、瘀斑、水肿、疼痛等，应该及时就医。

性器具可以让你体会到性器官的物理刺激，但是它们的作用是有限的，缺乏人与人之间性爱的情感交流，也不能提供爱抚，所以不能完全替代真正的性生活。再好的性器具也难以替代你的另外一半。

7. 性生活当防“挤压综合征”

采用上下体位是绝大多数夫妻所乐于选择的性交姿势，在上位者多为男性，是性生活中的主动一方，控制着性交过程；下位者则为被动一方，并不得不负担着爱侣躯体的重荷。设想一下，如果上位者的体重过于沉重，那么处于被动体位的一方将难以承担长时间的性交过程，并容易出现各种不适现象，这种情况尤其多发生于肥胖丈夫和瘦小妻子的家庭之中。总体来讲，丈夫的体重多数超过妻子，男性在性生活过程中多数占有主动的地位，采用男上位的家庭居多。对于瘦小的妻子来说，每次的性交带来的不仅有欢娱，还不得不为此而付出艰辛的代价，性生活之后往往会自觉胸闷、气短、气急、胸部疼痛，甚至严重者可以出现咯血、鼻出血等现象；过于粗暴的性生活甚至可以造成性器官的损伤，尤其是月经期、哺乳期或产后恶露不尽时性交，或在生殖器官有炎症、手术瘢痕、肿瘤或在绝经期后性交，容易因过度压迫而引发子宫破裂、阴道后穹隆破裂、腹膜破裂，致大出血；性交过程中也可因为搂抱过紧，挤压颈动脉窦过猛、过重，而出现一过性晕厥或意识丧失，表现为面色苍白、大汗、呼吸急促、血压低、意识丧失等症状。上述这些感觉给夫妻间和谐的性爱过程带来了相当程度的不愉快，甚至因此而恐惧性交，可以让夫妻因此而不“性”福。临床上把这些症状统称为“房事挤压综合征”。当然，这种现象也同样可以发生在处于下位的瘦小男人身上。

我们在体力劳动过程中由于用力不当或过猛，会造成胸胁疼痛或者出现咯

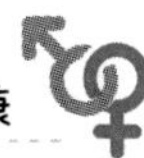

血现象，这种不适当的用力现象同样也可以发生在性生活时。产生房事挤压综合征的主要原因就是由于上位者身体过重，而下位者身体瘦弱，尤其是体质较孱弱或瘦长体形的女性采取不良的被动体位，性生活时沉重的男性身体压在女性的身上，后者为了支撑前者的体重，用力屏气，使胸腔内的压力骤然上升。当胸腔内的压力上升到影响肺部的正常呼吸时，就会感到胸闷、气急、气短，出现呼吸不畅的症状；当胸腔内压力增高到一定程度，便会牵动和扩张胸廓，损伤胸膜，产生胸胁疼痛与紧压感；胸腔内压力继续上升，可使气管和肺黏膜上的毛细血管破裂，出现咯血或流鼻血现象。

因此，对于夫妻身材相差悬殊的家庭，从关心爱人身体健康和维持长久“性”福的角度出发，平时应该多注意彼此的体质情况，注意督促对方锻炼平静而有规律地深呼吸；在性交过程中适当地改变体位或姿势，尽量避免让身材魁梧或肥胖的一方采用上位姿势，有利于预防挤压综合征的发生，例如可将其置于下位，当然也可以采用对双方都没有太大负担的侧卧位、坐位等性交体位；过于沉重的躯干压在配偶的身体上，可以让配偶很不舒服，但是当不得不选择这种不利体位时，上位者应用双肘来支撑体重，以尽量减轻带给下位者的压力。

一旦出现房事挤压损伤现象，应适当地休息。尽管绝大多数出现房事挤压综合征者，经过全面检查往往并不能发现任何明显的器质性病变，适当的休息和调整多可自行恢复，但也不应该大意，应及时到医院接受检查和治疗。

8. 年轻丈夫性要求过强，让我有一系列担心

“我今年 23 岁，男友 25 岁，我们已经恋爱了 2 年，最近开始同居。我觉得我的男友性欲非常的强烈，特别是早上。我们现在每天做爱两次，除了晚上会发生一次性关系外，男友最喜欢在早上和我发生关系。这样频繁发生性关系会伤身体吗？虽然男友会戴避孕套，可是天天这样频繁发生性关系，会怀孕吗？我好害

怕怀孕？我现在该这么办？如何控制男友强烈的性欲？”

花前月下的谈情说爱是温馨浪漫的，而同床共枕的“亲密”接触则是激情澎湃的。初尝性爱甜蜜的男子，渴望激情得到释放、渴望女友感觉到自己的爱意和强烈的男子气概，爆发出强烈的性能力是可以理解的人之常情，也是男子生命价值的体现方式之一。只要不违背社会规范和公德，随心所欲地选择性生活的地点、时间、方式和次数是无可厚非的，而早晨由于体力得以恢复以及人体激素水平的改变，可能会爆发出更大的激情。实际上，在早晨过性生活已经是许多男子的新选择，并逐渐成为一种“时尚”。

性生活频度存在着明显的个体差异，男人的性生活频度还是应该根据个体的情况和“性”趣来决定。判断男人的性生活频度是否在一个合适的频度，可以根据他在进行性生活后不出现明显的疲劳、精神萎靡、腰膝酸软和全身乏力为度，且不应该影响到正常的工作和学习；如果出现无精打采、头晕腰酸、心跳气短或食欲缺乏等，则说明性生活过度，就应当有所节制，适当延长性生活的间隔时间。然而，初婚男子的性生活次数是不能按照常理推论的，每日 2 次的频度远不能算多，在接待男科患者时有的男人告诉我，一夜间可以与女友发生 8 次“关系”，还有人宣称更多。

任何一种避孕措施的可靠性都不是 100% 的，只要使用得当，避孕套还是一种安全有效的避孕措施，一般是不会“轻易”怀孕的。如果实在担心避孕失败，相当长时间内又不计划要孩子，可以采取工具避孕或皮下埋植避孕药，避孕的失败率会非常小且简单方便。

我见过太多的对自己性能力不满意的男子，他们痛苦、焦虑，迫切渴望重振男子雄风，却极少见到痛恨性能力过强并要求抑制的。对于正处在风华正茂的男子，我实在不忍心采用“非常”手段来控制这种“性”福本能。从来信中可以感觉到你对自己男人的深爱，因此你可以尽量满足对方的需求，可能会逐渐适应，并全身心地体会性爱的美好，你会逐渐爱上你男人的这种“能力”。如果你实在不能适应他的这种疾风暴雨式的感情，也千万不要横眉冷对地伤害男人，而应该善加引导，尽量减少男人的这种机会并分散其精力，如培养新爱好、增加团体活

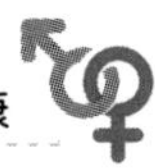

动机会等。

9. 阴茎持续坚举而不痿软，也让男人“吃不消”

许多男人因为自己阴茎的坚挺时间不那么长久，在性生活中难以有出色的表现而痛苦，并经常会因此而受到妻子的奚落和嘲讽。但是也有个别男人，阴茎长时间的坚挺也给他们带来了难以想象的麻烦，还真的让他们“吃不消”。阴茎持续坚举而不痿软超过 4 个小时，在医学上称之为“阴茎异常勃起”（priapism），并常伴有胀痛及排尿困难，主要是由于阴茎的静脉闭塞或动脉的过度充血而造成，可发生于任何年龄段，患者没有性欲要求（与性欲亢进是完全不同）。

张先生由于“性”事艰难而接受了诊治。医生在详细检查和试验性治疗后，为他准备了直接向阴茎海绵体内注射的药物（罂粟碱、酚妥拉明和前列腺素 E_1 三联制剂）。张先生每次性交前自己在家里注射，自我感觉效果不错，也得到了妻子的认可和嘉许，并将该药物“送”给了具有同样“毛病”的好朋友小陈。谁知道这样的一“送”，竟然送出了毛病，小陈许久也没有用药后这样好的感觉了，性的长久饥渴让小陈一发而难以自持，连续进行了 3 次性交还意犹未尽，直到觉得阴茎开始出现胀痛并仍然坚挺才觉得可能出了问题，整夜也没有安睡。次日一大早赶到医院才解决了问题，并遭到了医生的一顿“批评”。这个例子就是典型的由于医疗行为造成的（医源性）阴茎异常勃起，这也是阴茎异常勃起的最常见原因，是为了治疗阳痿而造成的麻烦。

采取的阴茎海绵体体内血管活性药物注射（ICI）治疗阳痿技术具有无明显痛感、无药物依赖性、可反复使用、治疗效果满意等多种优点，并且由于非常简单方便而十分“时髦”和普及，患者可以带回家里自己应用。但该技术也给患者带来了一些麻烦，阴茎异常勃起就是其最大的问题。造成 ICI 治疗患者阴茎异常勃起的原因很多，例如医生在给患者试验性治疗阶段，患者获得“久别”了的满意的阴茎勃起，为了立即让自己的妻子也感受到自己的强健“能力”，在没有得到医生允许，或者医生没有明确交代病情的情况下，贸然回到家里与妻子同房，由于药物剂量过大或连续多次性交而诱发阴茎异常勃起；有的患者为了追求勃起的效果而不遵照医嘱，盲目地加大治疗用的药物剂量；还有的患者因药物部分遗失、注射方法不当等而没有获得满意的阴茎勃起，而擅自决定短时间内重复多次注射，导致了药物剂量过大而引起阴茎的异常勃起；个别医生对药物的使用经验不足而造成的异常勃起，也时常会在临床中发现。

其他造成阴茎异常勃起的病因比较复杂，但都较少见，包括：①全身性疾病：主要是血液病，例如慢性粒细胞性白血病（简称“慢粒”）患者的骨髓异常增殖，使得白细胞数量极度增多，当白细胞增多到一定的程度上以后（超过20万/ml，而正常人仅0.4万~1万/ml），就会发生白细胞淤滞，使得阴茎海绵体内的局部静脉回流的血流速度十分缓慢，而动脉仍然可以源源不断地充血，导致阴茎持续勃起而不痿软。心肌梗死、流行性出血热、镰状细胞性贫血、红细胞增多症、血小板减少症、泌尿生殖系肿瘤或转移性肿瘤等也偶可引起阴茎异常勃起。②服用某些药物：雄激素制剂、α受体阻滞剂（盐酸哌唑嗪）、抗抑郁药（曲唑酮、氯丙嗪）、降压药（利血平、复方降压片、胍乙啶）、治疗阳痿的万艾可（伟哥）或局部涂抹的扩张血管乳剂用量过大等；③中枢和外周神经损伤或其他病变，如脊髓损伤或炎症以及脑干病变可能导致脊髓中枢过度兴奋；④会阴、阴茎血管损伤或炎症造成的动脉瘘或静脉回流受阻，如血栓性静脉炎；⑤个别男人的阴茎异常勃起可由激烈性交或延长性交后诱发，例如新婚的性欲亢进或色欲过度；⑥还有一些男人的阴茎异常勃起可以没有明显原因。

为了预防阴茎异常勃起的发生，男人且不可纵欲，有意识地避免各种性刺激，不宜酗酒后性交，性交难以排精者应该接受检查而不是一味地增加性交次数和强度，不宜过多地服用补肾壮阳类热药，调整平稳的情绪而忌暴躁等。对于非医源性的阴茎异常勃起，绝对不应该大意，而应该尽早接受医疗帮助，可能早期发现体内的潜在病变，如“慢粒”、生殖器官肿瘤、局部血管病变等疾病，并得到及时的诊治。

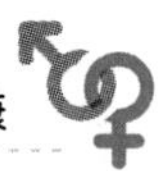

接受 ICI 治疗患者的阴茎异常勃起的预防应该做到：①医生在进行试验摸索治疗剂量时，只有在得到医生许可后才可以离开医院，以便及时处理阴茎异常勃起；②医生推荐的使用药物剂量是经过测试的最佳剂量，不要随意更改，尤其是不要擅自增加剂量；③罂粟碱、酚妥拉明和前列腺素 E_1 均可以作为 ICI 的选择药物，但是前两者诱发阴茎异常勃起的机会较多，应尽量回避，尤其是对于以往出现过阴茎异常勃起的男人；④根据个人情趣、年龄和身体健康状况等选择注射频度，一般每周 1～2 次，但 24 小时内不要重复注射；⑤使用 ICI 进行性生活时，尽量避免反复多次的进行性交，以免诱发阴茎的异常勃起；⑥在心情不好、身体健康状况不佳、服用上述某些药物、酗酒等情况下，尽量不要使用 ICI，以免对身体健康造成伤害，也难以获得满意的治疗效果；⑦由于治疗 ICI 的药物用量具有明显的个体差异，没有经过试验的男人，千万不要贸然选用，患者也不要将这种治疗用药“送”人，毕竟这不是“礼品”；⑧请与你的经治医生或你信得过的专科医生保持联系，一旦出现问题，无论时间早晚，确保能够及时获得指导意见和及时救治。对于治疗阳痿的其他药物，如万艾可（伟哥）或局部涂抹的扩张血管乳剂等，也不要盲目地加大治疗药物剂量，注意避免出现矫枉过正的尴尬情况。

阴茎异常勃起属于一种急症，必须尽快处理。但一旦发生异常勃起，也不要过于惊慌，应该首先停止性生活，避免一切性刺激，口服镇痛镇静药（地西泮）和雌激素类药（己烯雌酚）有一定作用，采用手法压迫阴茎海绵体或加压包扎以减轻勃起，并要掌握一些必要的自救措施：①冰镇阴茎：用冰块（可放在透明胶袋内）将阴茎包裹 20 分钟，间隔 10 分钟后可以重复处理 1～2 次；②剧烈的下肢运动：跑步、急走、蹲起动作、快速上下楼梯、快速骑车等可以加速下肢的用血量，使得阴茎内胀满的血液转移，医学上称为“窃血”现象，有一定的效果，淋浴也具有异曲同工的效应。

在上述方法没有奏效的情况下，必须尽早寻求医疗帮助，有经验的医生会为你采取一系列措施来保证解除你的问题。例如，口服盐酸麻黄素片、肾上腺素或间羟胺稀释液海绵体内注射，万不得已的情况下还可以采取海绵体内快速放血，或手术切开海绵体冲洗血块，并为血液回流另辟出路。对于有明确病因的阴茎异常勃起，关键还在于治疗病根，这才是一劳永逸的办法。

在处理阴茎异常勃起时，患者和医生都应该掌握的原则是：处理时间越早越好，最好不要让阴茎持续勃起的时间超过 4 个小时，千万不要超过 24 小时，缺血时间过长可以导致局部组织的损伤、纤维化，甚至缺血坏死，使治疗措施无效，并永远地丧失了性功能，造成终生的遗憾。笔者曾经处理过许多这类患者，绝大多数由于早期有效的处理措施而获得良好的结果，基本上均没有留下任何后遗症，对性功能的影响也不明显，只有 1 例阴茎持续勃起 6 天的患者，尽管采用了阴茎穿刺放血、对流冲洗、抗纤维化和抗感染等积极处理措施（患者坚决拒绝接受手术切开），缓解了阴茎的持续勃起状况，但是在 2 周后阴茎的海绵体组织发生了纤维化，使得阴茎在疲软状态下不能完全软下来，在勃起状态下也不能充分硬起来，再也难以恢复 100% 的男子汉雄风。

10. 第一次性交射精快，第二次好很多，我是早泄吗

“虽然还没有办结婚手续，但是我和女朋友已经同居很久了，每次做爱的时候，我总是会在一开始很快就射精了，但是在女朋友的刺激下，马上就可以再次勃起。这次的时间就相对长了很多，但是我的快感相应也下降不少。我想问一下，这种情况算不算早泄呢？在我和女朋友做爱以前，我有过 2 年左右的手淫习惯，基本上每周 3 ~ 4 次，每次的时间都很短。”

首先让我们来看看到底什么是早泄。目前临床诊断早泄尚无统一标准，一般认为男子性生活的正常时间为 2 ~ 6 分钟，低于 2 分钟者为异常。据此，临床医生认定：阴茎能够勃起，但未送入阴道或刚送入阴道就射精，时间往往不到 1 分钟者为早泄。而临床应诊的患者，往往不是真正意义上的早泄，只是射精过快，

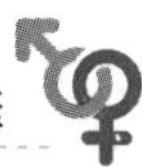

妻子不满意，达不到性高潮，他们往往是因心理因素或性生活缺乏技巧及方法不妥而造成的。许多新婚夫妻、婚后长时间分居者尤其是未婚同居者常会发生类似的“不快”。

我认为咨询的男子不属于早泄范畴，毕竟他在随后的再次性交里可以有良好的“表现”。通过增加射精次数来延长性生活，即“不止一次射精法”，是我们用来克服射精过快的常用手段，“第二次”射精出现的时间要明显延缓，过性生活就不会很快射精，从而达到延长性交目的。虽然“第二次”的阴茎勃起硬度不如“第一次”，但性交的快感却较“第一次”有大大的增强。增加性生活频度的做法也与“不止一次射精法”有异曲同工的效果。

青春期发育成熟之后，男子有了性冲动和性欲望，多数男子在不知不觉中学会了手淫。由于性活动的“隐秘性”而具有避人的特点，男子总希望尽快射精获得快感，久而久之就养成了射精过快的习惯。对于手淫问题，目前性学专家、医生和老百姓普遍认为是标准的性行为的一种，是性活动的不可分割的部分，与夫妻间的性交具有同样的作用，是健康而无害的，绝大多数人可以在婚后自然过渡到夫妻间的性生活，不一定非要与婚后的早泄“挂钩”。

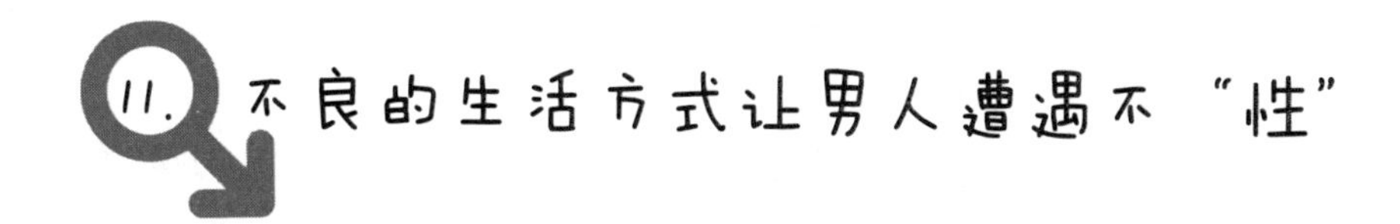

11. 不良的生活方式让男人遭遇不“性”

顽固性的疼痛让男人不“性”

年近五旬的老赵事业和工作都很轻松，本应该过着踌躇满志的舒坦日子，但疾病却来捣乱了。近年来一直感觉到左侧腰部、左下腹部和左侧阴囊隐隐不适，并影响到了左腿，而且有逐渐加重的趋势，性生活也表现不佳，只要一有“想法”，下身就疼痛难忍。久而久之，连“想法”也不敢有了，许久都不碰妻子。

尽管妻子比较想得开，反正也是老夫老妻了，那方面的事情并不十分在意，但心里也是有些不愉快的。说心里话，多年夫妻还是有深厚感情的，面对着遭受病痛的丈夫，妻子也心疼。起初只让丈夫干一些轻体力活，巴望着早日康复。眼见着丈夫的病情日渐加重，妻子的焦虑明显加剧，反复督促丈夫看病，并全程陪伴。

第一站来到医院的骨科，经过仔细检查，除了局部肌肉有一些不太明确的压痛外，没有发现明显异常，拍得片子也没有发现骨骼和关节问题，医生让他们去看别的专科；第二站来到泌尿科，检查未发现有精索静脉曲张，摸了前列腺也没有问题，化验血、尿、便常规未见异常，B 型超声检查肾脏、输尿管、膀胱及前列腺均未见异常，医生处方了几个药物，说是让回去试试看，也没有任何疗效；第三站来到风湿免疫内科，全部的免疫指标均未见异常；听朋友介绍又看了中医科，按照辨证施治的原则，吃了几大包中药，仍然无济于事。辗转 2 年的求医和失望的恶性循环始终伴随着老赵和他的家庭。最后这次，夫妻一同来到男科诊室，向医生详尽地叙述了病情，并要求医生能否先解决性生活问题，以免让妻子埋怨。

不良的生活方式是问题的症结

详细翻阅了厚厚的就诊病例和大量的检查报告后，医生也感觉到十分蹊跷。通篇看来，任何疾病都难以诊断，患者的主观症状又很严重，而疼痛不适成为限制患者性生活的关键，只要解决了疼痛问题，性功能障碍也就迎刃而解了。那么问题的症结到底在哪里呢？“你的疼痛是否始终存在？卧床休息会好一些吗？”医生首先发问。

“时轻时重，但是始终存在，卧床休息也不见好。”老赵回答得很肯定。

妻子忍不住插话说：“到最后什么活都不让他干，似乎只有卧床休息了，就连扫地、倒垃圾等简单劳动都免了，除了吃饭外，他都躺在家里，靠看看电视和读报纸打发时间。谁料想，肚子养大了，人也变得臃肿肥胖起来，而病情却不见好

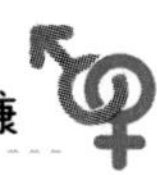

转，反而越来越重。”

“什么时候会好些？”医生继续询问。

老赵思考了一下后，说：“偶尔出去散步时会好些，慢跑也舒服一些。如果是在家里疼痛难忍的时候，我会把左腿抬高，放到桌子上时会好些。”

一个想法在医生头脑中闪现：患者的症状明显与姿势和体位有关，是否会是因为姿势和体位不正引起的疼痛呢！医生在连续列举出坐姿不正、长时间开车、麻将桌旁酣战等多个与体位有关的问题所引发疼痛性疾病后，小心地询问：“老赵，你是否存在类似问题呢？”

早已按捺不住的老赵急忙接话：“听你这么一说，我看自己真的找到病根了。平时总听人说：好吃不如饺子，舒服不如倒着。所以，这些年生活水平提高了，人也变懒了，总喜欢躺在床上看电视，有时候在节假日里整天歪在床上看连续剧。由于床的位置与电视有一定的角度，每次看电视都不得不侧着左半身，渐渐地养成了习惯，而且已经有十几年了。”

长久固定的左侧卧位，因身体长期不对称负重，可以让左侧的下腹、会阴及左大腿肌肉群长时间受到牵拉和压迫，并因缺血和肌肉痉挛而产生偏侧疼痛。性兴奋时，由于局部的充血会刺激和加重局部的疼痛不适，使得患者望性兴叹，甚至恐惧性活动与性冲动，成为男人不性的根源。

日常生活中人们都难免出现短时间的局部肌肉和关节异常，适当调整就可以了，但如果长期不良刺激的蓄积，则是产生疼痛不适和病变的根源。在医生详细分析长时间左侧卧位看电视对骨骼和肌肉的影响后，老赵越来越觉得问题清楚了，并希望了解有效的解决办法。

我的健康我做主，选择科学的生活方式

医生处方了几种缓解局部肌肉痉挛的药物后，对老赵说：“医学发展的历史已经证明：许多疾病是由于不良生活方式所引起；而在疾病的治疗和康复过程中，生活方式也起到重要作用，有时甚至是关键作用。建议你再也不要卧床看电视

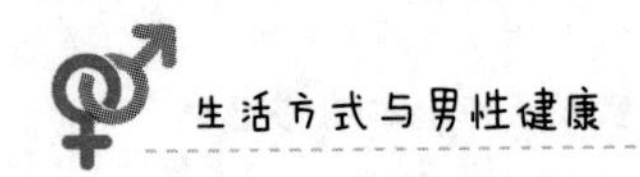

了。每天坚持锻炼，每次不少于 30 分钟，最好 1 小时，根据个人喜好选择有规律的散步、慢跑、游泳、瑜伽、爬山、溜冰、打球、武术、跳舞等。同时要经常变换运动方式，使得不同的肌肉群得到适当的锻炼。一旦疼痛不适明显减轻或消失，性能力也能自然恢复。”

果然如同医生预料的那样，在经过近半年的药物治疗并配合运动调整后，困扰老赵多年的症状完全消失，身材也变得“苗条”了许多，并重新找回了失去已久的“性”趣。

随着生活水平的不断提高，逐渐富裕起来的人们，其生活方式在潜移默化地发生着改变，许多新的生活时尚突出表现在体力消耗相对减少，并不乏怪癖和懒散的生活方式，如网上冲浪与网恋、乘车时读书看报、卧床看电视等，对人体健康的危害是多方面的。人们容易发现体重增加和肥胖等表面现象，而其他方面的潜移默化作用却容易被忽视。一旦患病，又很难将疾病与其联系起来。由于这些不良生活方式导致的健康危害是逐渐发生的，往往不宜引起人们的重视，成为健康的“沉默杀手”。由此看来，许多让人舒适的“现代”生活方式，未必有利于男性健康。

12. 你能接受“口交”吗

口交是指口腔与阴茎接触的一种变异的性交方式。口交，在我国古代就已存在，人们称之为含阴或吹箫，形象地将阴茎比作洞箫，而将舔阴称为吹笙，即把阴道比作芦笙。在古代文学书籍的性描写中经常用到的颠鸾倒凤一词实际就是指男女相互的口与生殖器接触，因为两个人的方向完全相反，西方人形象地称为 69 式。

中国古代房中术认为精液是人体非常重要的物质，应该加以保护而尽量减少损失，因此，出现所谓“闭而不泄，还精补脑”之说，而女性希望获得这种宝贵

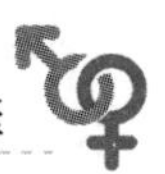

物质，认为能够延年益寿，永葆青春，所以古人将性行为称作“采”。而口交中吞食精液也很常见。其实精液中除精子主要由蛋白质组成之外，只有少量果糖和水分。应该说没有什么营养作用，当然也不会对身体有害。

很长时间以来，人们一直对口交持批评的态度，甚至认为它是违法的变态的性行为。让人们意想不到的是，美国的许多州规定口交是违法行为。甚至发生这样一个案例，在1977年，一对美国夫妇不慎将口交的照片暴露于他人，因而受到法庭的传讯，并被判处5年徒刑。但是，随着观念的转变，越来越多的美国人对口交持宽容态度，尤其是青年人，普遍能够接受口交，很少有人将它看成是变态行为。另外，有调查表明，文化水平较高的人群中口交的发生率也高。

那么我们应该怎么样看待口交？大多数性学家的意见是：只要不是以口交完全代替正常的性交就是正常的。我国精神疾病的诊断标准中从来没有将口交列为性变态范围，美国综合精神病学教科书的作者也明确表示，只要是发生在夫妻之间的，双方都能够接受的性行为都正常的性行为。

就生理结构而言，口交给双方带来的快感是最接近甚至某些方面甚至超过性交的性行为。口腔黏膜柔软光滑，因为含有大量的触觉神经细胞而感觉丰富，舌头柔软灵活，又具有味觉，口腔肌肉运动有力，这些不但能够对阴茎造成强大的愉快的刺激作用，而对于女性同样会产生明显的性兴奋和快感。由于颈部的灵活变化使得口交可以有较大的运动幅度、更快频率的刺激和不同的体位。

没有射精的口交作为性交前游戏是很好的激发性兴奋行为，某些女性月经期性欲旺盛，某些男性在女性月经期仍想性交，口交是最佳的替代方式，在阴道有炎症或者无任何避孕措施的非安全期，口交也是很好的选择方式。

但口交行为应以夫妻双方自愿为原则，不要强迫任何一方接受口交，造成心理压力，甚至影响普通的性交行为。许多人只是将口交作为性交前的游戏，最终仍以阴道性交结束，或者偶尔尝试一下口腔内射精的新鲜乐趣，都是可以接受的。

口交是否卫生也是人们所关心的。从医学角度看，只要夫妻双方没有生殖器官的疾病，并在性生活之前清洗干净外生殖器，是不会存在卫生问题的。

13.“口交”者要把好病从口入关

男女的外生殖器官皮肤皱襞多，容易成为“藏污纳垢”之所，再加上外阴部分泌旺盛丰富的汗腺和其他腺体，以及可能存在的尿、粪残存物及女性阴道的分泌物，在不透风的情况下容易形成有利于病原体繁殖的环境。因此，不进行必要的清洁卫生就进行口交，会给双方健康带来潜在威胁的担心不是没有道理的。口交除了可以传播一般的性传播疾病外，还特别容易感染粪－口途径传播的消化道疾患，如阿米巴病、沙门菌病、病毒性肝炎、志贺菌病等。在为你喜欢的人进行口交之前，你要懂得保护自己，也要注意保护对方。

（1）保护自己：如果对方的尿道口或阴道口有分泌物，你一定要格外注意，因为正常健康的男性，在尿道口不会有分泌物；健康女人阴道尽管可以有少量的分泌物，但如果分泌物增加、颜色不对头、有异味或女人觉得有局部刺痒，也有问题。另外，如果他的阴茎，或阴部有红肿、红疹、突起物、破皮、溃疡或溃烂，你也要小心，这些都可能是感染疱疹、梅毒和尖锐湿疣等疾病。在这种情形下，不要为他（她）口交，更不要和他（她）进行性生活，以保护自己的安全。否则可以患淋菌性咽炎、口咽部尖锐湿疣和支原体感染等疾病。

从微生物学角度看，口交可导致口腔的菌群失调、微生态失衡，从而引起口腔、咽部及消化系统疾病，尤其是在进行接吻、口交、阴道性交等多种性行为交替进行后的危害更加严重。所以，平时要注意保护身体健康，坚持体育锻炼，饮食科学合理，工作劳逸结合，提高机体的免疫力，可以抵御一般的感染性疾病。

（2）保护对方：口交时要用嘴唇包住牙齿，以免伤害到阴茎，引起坏疽性阴茎头炎、阴茎头溃疡，并因此而容易诱发局部的感染。

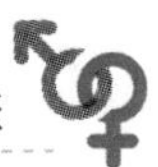

（3）出于对双方健康的考虑：即使在确信对方没有感染性疾病的情况下，口交者如果口腔皮肤黏膜有破损之处，哪怕是非常微小的破损，也不应该进行口交。因为口腔内的细菌是人体中最多的部位，而一般人多有龋齿或牙龈炎，不但他的病原体容易从你的牙龈炎的伤口进入，你口腔内的细菌也可能从他的伤口进入而引发急性感染。

口交作为性活动的一种方式同其他性交方式一样，也必须以双方讲究性生活卫生为前提。仔细地沐浴和生殖器清洗会减少细菌的生存机会。这是以固定性关系间的性行为做前提的，而排斥多性伴乱交的。所以，关键还要正确把握口交的对象。

对于身体健康者来说，这种方式的性行为是绝对不会传染疾病的。但对于有性病的人来说，这种方式则可以传染淋菌性咽喉炎等疾病。性传播疾病也并非完全是由于性交而造成的传播，性病之“毒”也可以从口而入，故同患有性病者的口交也可以传播性病。例如梅毒的病原体是细小的螺旋状细菌，对人体的皮肤黏膜有很强的亲和性，即使是微小的破损，也可以钻进去，而口交时同样可以通过破损的皮肤、口腔黏膜和口腔溃疡面等传染。口交还可能造成病毒性肝炎的传染。另外，艾滋病也有可能经由精液、透过口腔的皮肤破损进入你的血液。但是，这笔账不应该算在哪种性爱方式上，而应该算在性病的头上。

14. 招惹是非的肛交

人类在漫长的进化的历程中，形成了与其他动物都不相同的自然的、科学的性生活方式。适当地变换性生活方式也屡见不鲜，其中不乏有“出格”的“性花样”，并招致了众多的争论和非议，肛交就属于这种“出格”的性生活方式之一。肛交并不流行和普遍，即使发生也是偶然为之，尝试尝试而已，很少有人乐于此道。但肛交一旦成为欲罢不能的习惯时，可能就是性心理障碍的病态表现了，其成因多与某些特殊的性经历有关。

肛交通常指男性将阴茎插入性对象的肛门进行性交以获得快感，又称鸡奸或希腊式性交，广义的肛交还包括以手在性活动过程中插入肛门的刺激方式。与所谓的阴茎－阴道的“标准”性交姿势相比，肛交是比较特殊的一种，但是绝对不应该算是罕见的一种性行为。过去有人认为这一性交方式只是发生在男同性恋者之间，现在看来这一看法是片面的，调查发现不少女性有异性恋肛交经历。有调查表明，在城市夫妻之间肛交的发生率是 7%，另外有 13% 以上的夫妻，尽管自己没有过肛交，但认为这也是一种获得性快感的性交方式，并不应该遭到反对。性学专家的研究结果也表明，肛门区与口唇一样具有明显的性意义，并可以终生保持相当程度的性感受能力，直肠上的一些触觉点也与性活动有关，男性之间肛交者的性感受还可能来源于阴茎和精液对前列腺的按摩和刺激作用。

与常态的性交方式（阴茎－阴道性交）相比，肛交的缺陷和弊端也是显而易见的，主要包括：①阴茎进入肛门口比较困难：调节肛门开闭的肌肉群比较坚实，肛门也比阴道狭窄，阴茎进入比较困难且引起疼痛也在所难免，还容易造成阴茎皮肤和肛门的损伤；②肛门直肠的伸展和润滑作用不如阴道：女性的阴道具有高度的伸展调节潜能，阴道壁的渗出液和前庭大腺的分泌液又为性交提供了充分的润滑作用，为阴茎的顺利无痛进入提供了方便，而肛交却没有这些方便之处；③肛交容易感染疾病：直肠黏膜的强度远不如阴道，强行进入后容易造成直肠黏膜撕裂伤，为精液、血液和粪便中的病原体大开了方便之门；④性感受强度不如阴道：肛门直肠与阴道相比的动情潜能十分有限，肛交中不能体会到阴道性交所带来的复杂微妙的性爱情趣，因而在心理上和生理上的感受都要大打折扣；⑤某些情况下的肛交是单纯为了满足男人的被迫之举，被动接受肛交者的心理和生理状态都不会很好，久而久之可以影响到彼此的情感和对性的想望，对以后的性生活和正常生活都有害处。

选择进行肛交者的心态是不完全一致的。例如，有的女人是出于对男人深

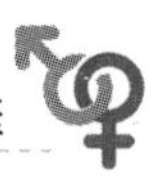

切的爱，不愿意让男人扫兴，而答应让其尝试着进行肛交，尽管进行肛交也没有带来什么太明显的感觉，但是为了满足爱侣的需求，也就无所谓了，何乐而不为呢；有的女人是因为男人抱怨她的阴道松弛，造成性交感受不强烈，而选择了比较“紧”的肛门途径性交；有的女人是为了体验不同的性感受，不断地尝试新的性交方式而偶尔选择了肛交；有些女人是应男人的要求满足男方被动肛交的愿望，帮助男人给他弄肛门，他觉得性感受很好；也有的女性是因为担心传统的性交方式会怀孕而选择肛交。此外，对于处在不同生理阶段的女人不适合进行直接的性交时，肛交是一个重要的补充手段。例如，女性的行经期内是不适合进行阴道内性交的；怀孕期间为了避免对子宫的强烈刺激而选择进行肛交。

对不熟悉肛交的人来说，肛交可能实在是太难以接受的，一定会很疼，而且也不干净（太肮脏了），因此而从生理上不能接受肛交，觉得不舒服；由于肛门括约肌十分有力，肛门黏膜无润滑机制，插入后常常造成不快和疼痛，故初次进行肛交的人可能会感受到紧张刺激，总要伴随着痛苦（肛交很疼），甚至还可能弄裂肛门（直肠黏膜不如阴道上皮那么结实，所以容易在肛交过程中造成裂伤、擦伤，从而引发一系列医学问题），不太喜欢，但是逐渐地放松了自己，就有快乐的感觉了；对于那些已经对此轻车熟路的人们可能会有不同的认识。

由于肛交对双方的健康都构成了潜在的威胁，对于有下列情况者最好回避肛交方式：①肛交可以造成“肠炎”样的症状，并迁延不愈。以腹泻为特征的多种肠道传染病，如细菌性痢疾、胃肠炎、伤寒等，都可以通过肛交传播。当妻子患有上述相关疾病时，男人的性生活方式应该回避肛交。②由于肛交经常会造成对直肠肛门的强烈刺激，某些接受肛交的人可能造成大便失禁、肛门撕裂、肛周肌肉损伤、肛周感染、痔疮、脱肛等直肠肛门疾病，反过来还可以引发男人阴茎（生殖器）的炎症。③患有性病的人进行肛交，可以将疾病传染给对方，出现肛肠梅毒、肛周尖锐湿疣等性传播疾病，无保护性的肛交尤其是艾滋病的主要传播途径之一，直接威胁到肛交者的生命。

此外，在肛交之后的男人，如果选择继续进行阴茎-阴道的方式性交，一定要对阴茎进行彻底清洗后再插入阴道，因为直肠内和阴道内的菌群是不一致的，直肠内的细菌被带进阴道时可以造成严重的阴道炎。

15. “放纵”之后竟然“绝后”

巨大悲痛让人沉沦

一次意外让小伟夫妇痛失年幼爱子，给家庭带来了超级地震，巨大的不幸带给恩爱夫妻的是彻底崩溃。来自各方的安慰和劝告都没有任何作用，妻子终日以泪洗面不问世事，而小伟则整天沉醉于酒色来麻醉自己。除了每天喝得烂醉如泥以外，“特殊服务”也不时光顾，这让痛苦不堪的小伟暂时忘却了伤痛，即使多次发生尿道红肿和流脓情况也都处之泰然，简单吃点药就挨过去了。直到半年之后，当小伟能够勉强静下心来面对家庭生活时，家里的情景却让他大吃一惊，这哪里还像一个家呀，仍然沉浸在悲哀中的妻子更加让他心酸，责任感油然而生，自己应该挽救妻子和这个濒临瓦解的家庭。

“我们都还年轻，也能够生育，再要一个孩子你看怎样！”丈夫的提议立即得到了妻子的回应，患难夫妻似乎感觉到孩子又回到了自己身边，新的希望重新燃起了夫妻恢复往日温馨生活的强烈愿望。然而，半年的努力没有任何“动静”。

激情放纵让男人绝后

看来是哪里出了问题，这让心情焦虑的小伟变得越来越烦躁不安。咨询几个朋友后，小伟决定自己先检查一下，毕竟害怕给妻子带来新的精神刺激，况且听说男人的检查要比女人简单许多。拿到精液化验单后，检查结果上赫然写着“无

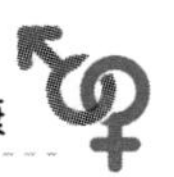

精子”，复查之后的结果仍然如此，这让小伟目瞪口呆，急忙排队挂号后再次约见医生。

在翻阅全部病例及检查结果后，医生对小伟说：“没有精子肯定不能生育，就如同农民种地没有种子是不能有结果的。问题的关键是你以前有过孩子，让你失去精子的原因值得探讨。你的生殖器官检查基本上都是正常的，包括睾丸、附睾、输精管以及精索都没有问题，生殖内分泌激素水平也都正常，但是精液检查却提示可能是排精管道堵塞了。你的精液量很少、精液明显呈现酸性、果糖阴性，推测堵塞的部位可能在排精的最后关卡：射精管。我们需要了解造成这种梗阻的原因。你是否曾经有过盆腔或尿道的手术、外伤或感染？”

医生的问题让小伟陷入了沉思。该不会是那几次“特殊服务”惹的祸吧。怪不得近来自己每次做爱的射精感觉越来越差，射精时还有隐约的疼痛感觉，而且排出来的东西也很少，甚至连妻子都有所觉察，最初还以为是丧子之痛使然。一想到可能因为偶尔的放纵而失去再生育的能力，心情变得沉重起来，在坦然承认自己曾经尿道流过几次脓之后，小伟问道：“难道凭借精液化验就确定我的射精管阻塞吗？你们不会搞错吗？”“我们当然还有更直接的检查，包括高分辨力的经直肠超声（TRUS）、精囊穿刺抽吸液化验和精囊射经管造影。”

检查结果完全支持医生的预测：B超显示双侧可见精囊及射精管扩张，精囊抽吸液见大量的精子，造影清晰地显示出了梗阻的部位。结果让小文的心沉到了谷底，似乎已经宣判了自己的死刑。

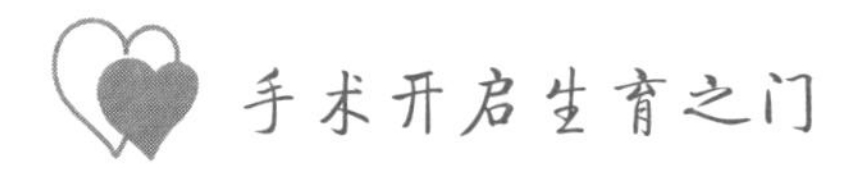

手术开启生育之门

医生告诉小伟：“左右对称的两个射精管是精液射出的最后关卡，1～2厘米长，在精阜处进入前列腺的尿道部（图1）。射精管梗阻很少发生（占男性不育的1%～2%），但却关闭了生育之门，常见病因是继发于损伤（医源性的或其他原因）、感染和炎症，你的问题就在于尿道的化脓性感染。”

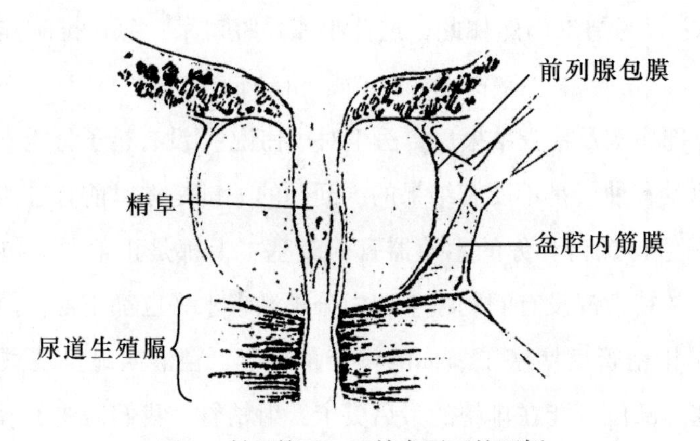

图 1　射经管开口于精阜下面的两侧

望着垂头丧气的小伟，医生安慰道："射精管梗阻并不是绝症，通过经尿道切开射精管（TURED）（图 2）来治疗射精管梗阻已经很常见了，并有许多使用这种技术来解除射精管阻塞而获得生育的报告。"

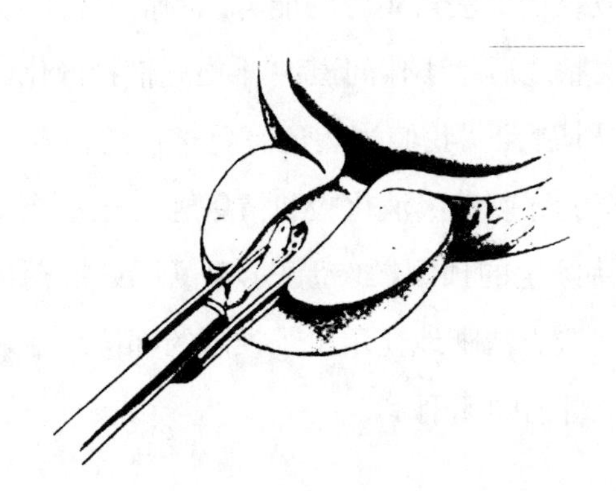

图 2　经尿道切开射精管模式图

"手术是怎样做的？成功率高吗？"新的希望鼓起了小伟的勇气。

"TURED 需要一套与经尿道前列腺切除术（TURP）相似的器械。需要进行膀胱尿道镜检查来评价后尿道情况，并排除前部尿道和球部尿道狭窄。完成上述检查后，经尿道插入切除器，仅对可能增大的精阜从中线基部处切除，但不使用电凝。TURED 的成功在于手术结束后两侧的射精管均可显露并有液体流出（图 3）。如

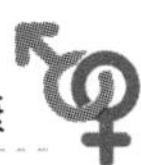

果操作认真仔细、经验丰富，TURED 的并发症很罕见。研究结果证明，TURED 后多数患者的症状改善，精子密度和（或）精液量改善，1/4 ~ 1/3 可获得自然生育能力。”

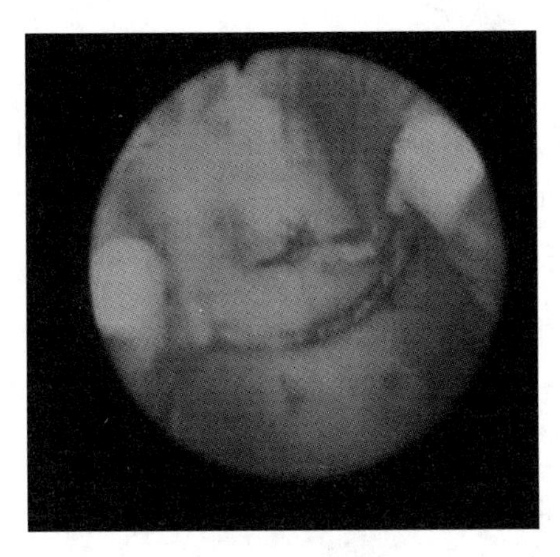

图 3　术中可见两侧射精管开口

在坦言自己的病情并得到妻子的宽容和理解后，小伟接受了手术治疗，并于手术后恢复了正常排精，妻子在其手术后半年内再次怀孕。

洁身自好可保生育之门畅通

愈演愈烈的性病来势凶猛，广为流传，它们首先攻击的就是那些频繁更换性伴侣的“性”情中人。在现实生活中的某些男人，为了寻找性爱的刺激，不惜以身体健康为代价，“冒险”寻求婚外性行为或性淫乱，并因此而招致疾病或丧失健康，甚至“绝后”，说来也许是上帝的惩罚。再好的有效治疗性病绝招也不如不得性病，万恶“淫”为首，洁身自好是预防性病的第一关，是健康生活和维持生育能力的基本保障。男人们只要在“性”问题上坚持原则，坚决管住自己的原始性欲念，就可百毒不侵，安享“性”福。

一旦怀疑自己可能患有性病，应立即去看医生，接受系统诊治。

16. 性交前痛痛快快洗个热水澡，好还是不好

房事前痛痛快快洗个热水澡，是大多数夫妻的习惯，但从医学角度看，洗澡后随即行房，可能会影响性生活的质量。

人体对血流量有自动的调节功能，哪个器官工作忙就会向其“调动”一些血液。洗澡后，温度和摩擦使血液向皮肤流动，并停留一段时间，这时行房，性器官向皮肤“抢”血液，就会发生调配上的矛盾，性器官得不到足够的血量，必然影响性生活的质量。偶尔一两次倒也无妨，倘若长期如此，体内血液循环总处在失衡状态下，不但影响性功能，还会使心、脑的血液供应相对不足，容易产生头晕、心悸、乏力甚至昏厥。

也有专家认为，“人体自然而特有的体味，能够刺激人产生性欲，提高性兴奋的程度。”据记载，拿破仑在与皇后约瑟芬亲热前，因为迷恋她的体味，总会派人提前告诉她先不要忙着洗澡。

既然洗澡可以降低性生活的质量，是不是就可以忽略这个习惯呢？答案当然是否定的。男女“下体”隐藏在衣裤之中，少见阳光，正是细菌、病毒生存繁衍的场所。常见的阴道炎、阴茎头炎、淋病等，都和性生活时性器官不洁有关。因此，清洁此处的卫生是非常必要的。

怎样既保持清洁卫生又能“性趣”盎然呢？教给大家两个小窍门：

洗小澡讲卫生：即仅对生殖器官局部进行必要的清洁，以简单的局部清洗来代替洗澡。应注意，清洗后不要用换下来的内衣擦拭性器官，同时认真用洗手液洗手。

歇一会儿助性趣：在洗澡后，最好先休息半小时，夫妻间可亲昵地聊聊天，说一些对方喜欢听的话，调节好性生活的气氛，待到皮肤血流量恢复正常时，再行房事就比较合适。

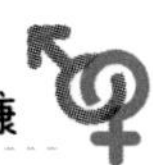

17. 热水坐浴可能"洗"掉你的后代

很多医生在诊治慢性前列腺炎时，以及其他盆腔感染充血性疾病时，常常会让患者在进行常规治疗的前提下，进行适当的热水坐浴，甚至不进行任何特殊治疗而把热水坐浴作为治疗的唯一方法。

热水坐浴（图 4）的道理很简单，可以使患者的局部温度增高、使肌肉松弛、血管扩张、血液循环加快，促进局部炎症渗出物的消散与吸收，并可以使患者感到温暖舒适，缓解临床症状。

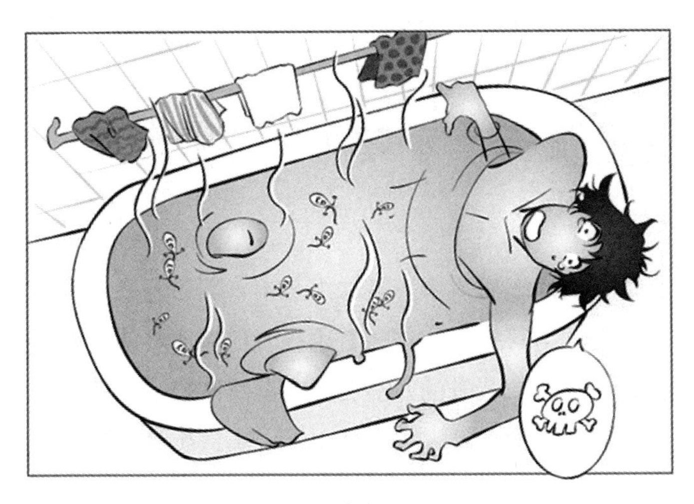

图 4 热水坐浴

热水坐浴无需特殊设备，患者在自己家里就可以进行，简单方便，是治疗慢性前列腺炎有效的辅助措施。具体方法是在大盆里加入接近半盆的水，患者排净大小便后，将臀部坐在盆里。一般水温要求在 40 ~ 42℃，每次坐浴 15 ~ 30 分钟，中途可以加入热水以维持水的温度，每日坐浴 1 ~ 2 次，坚持治疗到前列腺炎治愈为止。

但是由于热水坐浴可能对患者的睾丸产生不良影响，一般对未婚和未育的青年男性是应该禁止的，因为长时间的热水坐浴会使睾丸温度增高，从而妨碍睾丸的生精功能，严重者还将造成睾丸其他功能和结构的改变，使睾丸从此一蹶不振。此外，这种获得性的睾丸损伤，可能导致睾酮分泌减少，有可能使中老年男性雄激素部分缺乏综合征（PADAM）提前出现，因而对一般的慢性前列腺炎患者采用热水坐浴也应慎重。

实际上，生活中的高温造成对睾丸的损害更加常见，且容易被人们所忽视。例如长时间的全身发热性疾病、长期接触高温的工作（厨师、锅炉工、电焊工、铁匠、高温工作者、长途汽车司机等），甚至长期的桑拿浴和紧身内裤都可以使睾丸的温度增高，对睾丸制造精子十分不利。“热”，封杀了太多男人的“传宗接代”的梦想，让太多的男人“绝”了后。

18. 公共浴池让他重获男人自信

在走进男科诊室的众多患者中，有些人是本来不需要看病的，或者说他们根本就没有疾病，但是“男科疾病”却一直困扰着他们而不能自拔，往往让他们丧失了许多本应该得到提拔或晋升的好机会，甚至连过普通人的一般生活也成为一种奢望，不敢找对象、不敢结婚、不敢性生活、不敢生育，让他们的人生变得一团糟。大学生小陈的经历就非常具有代表性。

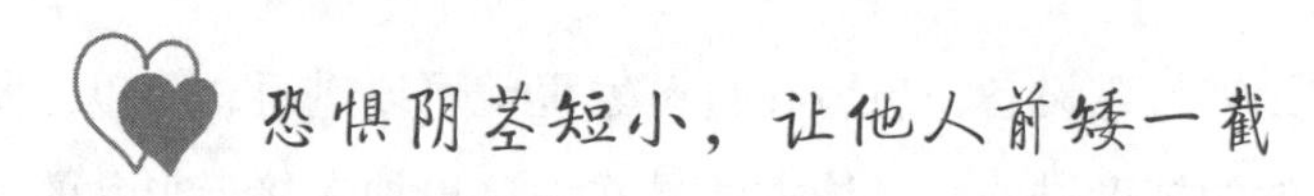

恐惧阴茎短小，让他人前矮一截

走进诊室的小陈来自某知名大学的大四学生，是专程来首都北京求医的，甚至连毕业求职这么大的事都顾不上了，多年来的“疾病”把他折磨的明显缺少同龄青年人的那种朝气，但求医的愿望却十分强烈并不惜代价。仔细讯问后才得

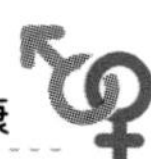

知，原来是因为其阴茎短小，要求再造阴茎，重塑自我，重振男人雄风。“阴茎短小让我痛不欲生，十几年来为了掩盖这个事实让我付出了惨痛的代价，我最大的愿望只想做一个普通人”。听起来小陈的想法也很简单且不过分。

小陈流泪的陈述，让任何富有同情心的人都会觉得心痛。他来自于农村，从初中到高中一直是班级里的优秀学生，学习成绩始终名列前茅，并最终成功地考进了理想的大学。除了努力跳出农门的目的外，还有一个重要的原因，那就是偶然看到过别人的硕大阳具，让自己倍生羡慕和嫉妒，偷偷上网浏览了一些网页后进一步强化了自己阴茎短小的理念，并自惭形秽，此后便再也不敢左顾右盼而只能专心于学业。

由于“心病”未除，进入大学的生涯更加充满了艰难困苦，总是独来独往，更没有知心朋友。大学四年期间里，小陈从来不敢到学校的浴池去洗澡，经常是在夜深人静的午夜，独自在水房里用毛巾擦一下身子来解决卫生问题，即使是在寒冷的冬季也是如此。最初，同学们也会约他一道去洗澡、游泳、旅游，但是频繁被拒绝后也就不再强求了，都理解成他是为了节省几个钱。

宿舍同学彼此开开玩笑或者打打闹闹也是常有的事情，所以睡觉也成为一大难关。为了避免自己的隐私被别人窥见，每天都要学习到最晚，并要在校园内散步到深夜，一直等到同学都入睡后才敢悄悄上床，而早晨又要很早起床离开，怕被别人嘲弄而尴尬。逐渐地小陈与同学之间明显地缺少了交流，并被冠以校园几大怪的“独行侠”称号。

自信来自于公共浴池

感叹之余，不仅让人产生一种强烈地想要帮助他的愿望，无论如何不能让一个有志青年再这样煎熬下去了。然而，经过全面检查后却发现小陈的生殖器发育是完全正常的，疲软状态下的阴茎长度足有 8 厘米，看来是没有任何问题的。

意想不到的检查结果让我陷入了深思，该怎样把真实情况向他讲明，让他不要再为自己莫须有的“阴茎短小”而背负沉重的精神枷锁，必须认真对待。否则，经过北京协和医院的救治仍然对他的疾病“束手无策”，将让他更加万劫难复。

在将实情告诉他后，单纯的说教果然不能让其信服。“我承认，你的阴茎肯定不是最大的，但绝对不是最小的，为了证明我的说法，我有一个建议需要你配合，你可以到公共浴池去洗一次澡，大家都是脱得光光的，你轻易就可以感悟到别人阴茎的大小，然后再对自己阴茎的发育情况品评一下，并将结果告诉我”。

“可是我从来没有，也不敢到公共浴池去洗澡，我实在害怕别人像看怪物一样盯着我”。胆怯明显地写在小陈的脸上。

“公共浴池是大家清洁卫生的地方，彼此都不认识，尤其是你来自外地，更加不会有熟悉你的人，有什么可怕的呢！除非你遭遇了变态者，否则没有人仔细盯着你的那个部位乱瞧并评头品足。你也不要紧盯着别人的私处，不经意间你就可以得到你需要的答案”。

面对着犹豫不决的小陈，一大堆的鼓励话语似乎逐渐有些起效了，他已经不再像当初那么决绝地回避浴池洗澡了。我心里默默地祝愿他：大胆地迈开第一步，你就可以抵达成功的彼岸。

男人要认清自我并建立自信

再次见到小陈时已经是半年以后了，往日的愁苦阴霾已经一扫而光，换之以一脸的喜悦让人欣慰。这次来见我完全不是为了看病，只是想让我分享他的喜悦并表达感激之情。

半年前离开诊室后的小陈，选择去了北京郊区的一个很普通的中等规模的公共浴池。经过一番比较后惊奇地发现，自己“命根子”的排位还在中等偏上，这让他兴奋不已，尤其是看到那些肥胖男人外观很小的阴茎，更加让他信心大增。回到学校后，自己主动邀请室友一起去洗澡，也没有发生他想象多次的尴尬情景。还因为自己的学业优秀而获得了一份理想的工作。当同学们问起他的变化时，他自豪地说：“人逢喜事精神爽嘛”。的确，他遇到的喜事太多了，找回了男

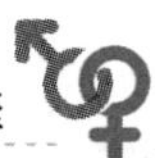

人的自信，找到了理想的工作，并即将开启了人生最精彩的篇章，而这一切都源自于一个认识理念的转变。

由此看来，男人那些事对男人的意义有多么大！帮助男人解除他们的困惑对男人意味着什么！而男人的一些困惑可能完全源自于理念的差异。治疗男科疾病不一定非要在医生的诊室和医院，这句话是很有道理的。实际上，男人的许多顾虑和不自信源于对自身状况的不清楚，或者过于追求完美。帮助男人了解自身的发育情况并建立自信心，同样是男科医生和全社会的责任。

19. 高潮的浪漫关头，老公说脏话

男人们在性生活达到高潮时的表现可能各有千秋，也是人情百态的一个很好体现。但是，一旦这种表现很不好时，可能会影响到性伴侣的感受，值得关注。“老公在高潮时，总爱说些不堪入耳的脏话，这让我很受不了。他平时还算斯文，怎么这时候像变了个人一样？”这是一些妇女对自己丈夫的抱怨。

不能否认，个别满脑子大男子主义的旧式男人，说脏话是他们对女性进行性别侵犯的一种手段，来满足他们“获得”和“占有”女人的虚荣，是要坚决回击的。一些女性能够很敏锐地感觉到男性的这种性别沙文主义，所以她们对男人的脏话格外反感。但当今社会中这种旧式男人已经相当罕见了。

除了繁衍任务之外，性爱的目的是快乐，应该是一次发泄和心跳之旅。性生活时是男女坦诚相待的时候，身体赤裸，精神也应该赤裸，要抛开所谓“文化”对我们的压抑。因此，单纯从性反应来看，做爱时应该抛开一切约束，自由奔放，无所顾忌，尽可能多地恢复人的动物性一面，更具有返朴归真的味道。说“脏话”便是一种原始本能，也是抛开社会规范的一种努力，甚至于可能有助“性”作用，会让男女更加兴奋，不应该遭到指责。关键的是说脏话时女人会觉得那些脏话是针对自己的，缺少被尊重的感觉，平时对自己呵护备至的男人和说

脏话的做爱者反差实在太大了。这其中折射出人性中的“丑陋”一面，但这种丑陋与日常生活中的丑陋不同，它不受道德谴责和教养约束，也不是对别人的一种伤害与污辱，而是双方在“默契”中追求来自心理、生理上快感的“游戏”。所以，既然只是游戏，女方也并不一定太过认真和在意。如果仍然不能接受男人性爱中的这种表现，也可以通过与对方商讨和磨合，彼此互相迁就，尽量满足对方的要求。

20. 妻子患病不能过性生活怎么办

周先生正处在壮年阶段，身体健康，性能力很强健，性要求也很频繁。然而他的妻子突然间患了生殖系统疾病，刚刚进行了手术，需要很长时间才能恢复。出于爱护妻子的角度考虑，周先生暂时停止了性生活，精心地照顾生病的妻子。经过一段时间的调理，妻子的病情已经基本稳定，但是医生说还需要相当长的时间才能恢复夫妻生活。周先生平时一贯生活作风严谨，从来也没有找过妻子以外的任何女人，连这种想法也没有过，但是生理上的强烈需求，让他难以忍受，同时还担心长久没有性生活，往后的生活中可能再也无法维持良好的性能力了。

周先生的苦恼是可以理解的，也是有办法解决的。理论上，男人长时间不排精也并不会造成健康上的伤害，但人体的许多功能是具有“用进废退”特点的，许多临床报告指出，长期没有任何性活动后，确实会引起性欲望和性能力的减退，而且要想迅速恢复也可能存在一定的困难。

对于周先生的问题，可以有许多办法来解决。首先可以选择不经由直接性交而射精的方法，这些方法包括梦遗及自慰。梦遗是不由人自主控制的，往往给人的睡眠和休息造成不良的影响，并可以带来卫生方面的问题。手淫方法则是可以由人自己来控制的，可以在性用品商店购买“自慰器”配合自己的手淫。此外，虽然妻子患病而不能进行直接的性交，但是也可以让妻子为你手淫，或者经由彼

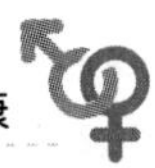

此相互拥抱，在自慰时保持亲密的身体接触而达到共同的满足。那些平日在性方面彼此沟通良好的伴侣，此时即可找出使双方均能接受且愉快的肌肤接触与情感表达的途径，而健康的一方也可借此达到高潮。

在满足自己的性需求的时候，男人千万不要忘记女人也有强烈的需求。实际上，即使是在患病中的妻子，也和男人一样地迫切渴望拥有肌肤之亲。

21. 妻子怀孕后的房事该怎么安排

孩子毕竟是夫妻生活中的一件大事情，但是一旦妻子怀孕了，夫妻双方可能对性生活都存在很大的顾虑，既担心性生活会引起“孩子”的“抗议”，又不甘心完全放弃自己性爱的权利和机会，夫妻间的感情也可能会因此受到影响，还可能对丈夫的性能力和性功能带来一些不利的影响。那么，丈夫是否就要真的“干熬”十个月呢？怀孕后的夫妻性生活能否过？怎样过？等问题，是许多这个年龄段的夫妻所必须面对的。

那种因为担心性生活对胎儿不利而不敢过性生活的做法，以及认为性生活对胎儿没有影响的做法都是片面的，也是没有科学道理的。实际上，怀孕后的性生活也不是严格禁止的，胚胎封闭式地生活在厚壁的子宫内，周围还有羊水缓冲和减震，所以不必过分担心胚胎受到打扰。但怀孕后的性生活也不能恣意放纵，性生活安排也应该考虑因人而异的个体化原则，只要妻子的健康状况良好，性生活后又没有明显的不舒适，也不必强调整个妊娠期都严格回避性生活，而应该选择进行有节制的性交。

怀孕后的部分妇女，由于早孕反应强烈，或者对于肚子里孩子的顾虑确实可以在异地拟稿程度上出现性欲低下，甚至短期的性冷淡。但是，从另外一个角度讲，怀孕后的性生活可能还有很多的优势。怀孕后的性生活再也不必为了担心怀孕而紧张焦虑，可以让夫妻能够充分享受“性”福，提高了性感受；怀孕后的激素水平变化，使得孕妇的生殖器官充血更加丰富，阴道变得湿润而容易进入，对性刺激也更加敏感。所以，部分孕妇可能在怀孕期间的性要求更强烈，性感受更明显。

一般来说，妊娠头3个月及最后2个月要禁房事。妊娠初期，胚胎正处在快速发育阶段，胎儿与母体的连接（胎盘）还不十分强韧，性交等外界刺激易诱发子宫收缩而导致流产；在妊娠后期，尤其是怀孕36周以后，随时可能出现分娩征象，性交时阴茎对子宫颈的刺激以及精液内的前列腺素造成子宫收缩，从而引起早产、子宫出血或感染（产褥热）。妊娠的其余月份（中间的3个月）是可以进行性生活的，但是性生活的频度和强度也要节制，以每周在2次以内为宜；性生活前要认真进行局部的清洁卫生，避免因性生活而诱发宫腔感染而危害母胎健康；性交体位取女方上位、前侧位、侧卧位或前坐位，不要过分压迫妻子的腹部；阴茎不要插入过深，以免造成对子宫的直接刺激；性生活中动作不应剧烈而宜轻柔缓慢，以免动了“胎气”，刺激子宫诱发流产或早产。

此外，以往有流产、早产史，患有高血压、前置胎盘、胎膜早破、心脏病、身体健康状况较差等妇女以及高龄孕妇，出现腹痛、阴道出血和严重并发症等情况下，为了确保孩子的安全孕育，避免引起再次的流产、早产或使妻子的原有疾病加重，整个孕期均应该避免性生活。

分娩后至子宫复原以前（约6~7周）要禁止性交，否则会引起生殖器官炎症、子宫出血或妨碍会阴、阴道伤口的愈合。如果产后阴道血性分泌物（恶露）持续时间较长，则节欲时间也要相应延长。

性生活的前提原则是双方自愿，而对于怀孕期的性生活，主要取决于女方的意愿。如果在孕妇不愿意，或者很勉强的情况下，最好不要勉强为之。在怀孕期间的夫妇双方，更应该强调相互体贴、相互关怀和相互扶持，共同度过人生中的这一“非常”时期。毕竟，来日方长，也不急于一时，况且性生活也不仅仅局限于性交，夫妻间仍然可以通过多种形式来表达彼此最深厚的爱意。

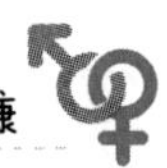

22. 做爱后的梦遗是否是病态

经常有妻子替丈夫询问：他在我们做爱后的当晚还梦遗，这正常吗？

遗精就是在无性交状态下的一种射精活动，在睡眠做梦时遗精称为梦遗。婚后有性生活的男人仍然可以有遗精，甚至在无性兴奋的情况下也可发生遗精。不期而至的遗精，往往对男人和关心他们的配偶产生不良的心理影响，处于一种疑虑、紧张、担忧、羞涩的心理状态，郁闷不乐，注意力不集中，甚至失眠，影响工作、学习和健康。

做爱后的当晚还梦遗多半属于生理性遗精，不必担心，主要是由于生殖道内的残存精液对后尿道的刺激所引起，包皮过长男子的阴茎头和包皮内也可以残存精液和女性阴道分泌物，性交后的激情性刺激消退缓慢也可能是原因之一。生理性遗精只要进行必要的调整就可以了，例如养成良好的卫生习惯，性交后立即清洗下身可以避免性交残余物对阴茎头的刺激，尤其是对于那些包皮过长和包茎者更要彻底搞好局部卫生；性交后多喝水并多排尿，可在睡觉前将残存在生殖道内的精液基本排干净；性交后调整情绪，不要再接触色情刺激，尽量松弛激动和紧张的心情，不胡思乱想，不饮酒和不吃刺激性食物；上床睡觉前局部用冷水清洗可以达到好的效果，内裤宽松一些，棉被不要太厚重，被窝不要过暖等，都有一定帮助。

如果上述办法没有奏效，遗精又严重地困扰夫妻生活和男性健康，可以接受医疗帮助，筛查是否存在病理性遗精的可能性，并加以防治。

23. 我的脚是他的特殊偏好

丈夫有个特殊的爱好——特别喜欢我的双脚，每天都爱抚并舔弄它。他还特别喜欢我运动后的双足，说带点淡淡的酸味的汗脚是他的最爱，这正常吗？

特别喜欢别人的脚并成为“最爱”，应该算做恋足癖。

既然叫恋足癖，成为一种癖好，显然是与大多数人不同的，但是不同并不一定成为疾病或异常，为了避免有歧视的成分，姑且称之为足恋。

简单地用“正常”或“异常”是难以给足恋以科学、明确和公正回答的。

足恋的形成原因很复杂，大部分足恋者的产生都与环境影响和早期“性”经历有关，是一种习得的结果。最初性兴奋出现时与别人的脚偶然联系在一起，并经过多次反复形成一种条件反射，有时只一次深刻的印象也可造成性心理上的固定模式，这类情况多数是在青春期阶段出现，此时的脚在某种意义上讲是具有性器官的职能。个别足恋者的形成与性心理发育异常有关，他们在潜意识中愿意去寻求较安全、较容易获得的性行为对象，脚是比较容易接近的，将异性的脚当作性器官的潜意识可以缓解足恋者内心的性焦虑。此外，性知识缺乏、好奇和意识方面的某些问题也是足恋形成的原因。

足恋者可以对异性本身毫无兴趣，把性欲专门指向对方的脚。但在许多情况下，一个足恋者，往往不仅单纯对异性的脚感到迷恋。当男足恋者看到女性的脚，就会情不自禁地产生性冲动，如果这时让他抚摸和嗅她的脚的气味的话，可能立即出现性欲高潮，此时的脚已成为女人性感的象征，同时也成为男人向女人调情示爱的部位。当这种情形发生在夫妻之间时，可以促发甜蜜性爱，并使性爱更加和谐美妙，变得有助于夫妻感情的密切和加强亲密交流，是一种“爱屋及乌”心理。所以，足恋是具有爱欲价值或使恋足者的“爱欲象征”更完美的东西。

足恋只是个人的生活偏爱，就如同有人喜欢左手“当家”（左撇子）一样，关起门来讲这只是夫妻间的事情，只要妻子肯接受，又不影响到其他的人，倒也无可厚非。喜欢自己妻子的脚并不违反公共道德，也是因为对妻子有着深厚感情使然。但是，在某些案例和特殊情况下，爱上你的脚，还是爱上你，真是个疑问。如果他对其他女性的脚也会浮想联翩甚至有所“行动”，那么就将有问题了。这个问题要由你自己及你的“他”来回答。如果仍然难以有肯定结果，而你又迫切渴求答案或要求矫治时，不妨接受心理医生的咨询。

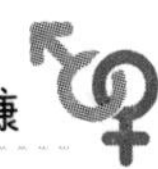

24. 都是“太吸引”惹的祸

“我们很恩爱，但在性生活方面却有点小麻烦。虽然，我们做爱前有充分的前戏，可只要一进入我的身体没多久便射精，有一次仅几秒钟。老公在生理方面很正常，在我之前有过正常的性经历，可是遇上我之后做爱时间就变短了。他认为是由于我太吸引他的缘故，一进入我的身体就控制不住。”

这种情况应该属于射精过快，或者称之为早泄。

激情男女发生“早泄”的频度是比较高的，并因此而让许多小夫妻败了“性”，让男人在娇妻面前难以抬起头。尽管一些男人可能具有一定的性知识和性经历，但是其中的道理也往往难以讲得十分清楚，因而其“底气”就不那么足了。困惑之余必然带来许多的抑郁和焦虑情绪，并容易与自己的以往性经历结合起来，造成了巨大的烦恼。

早泄的病因非常复杂，一般认为多与精神心理因素有关，是由于大脑的性中枢兴奋性增强所致，少部分人是由于某些疾病所引起。精神心理因素主要表现在男人对于自己配偶的过于强烈的感情，使得射精中枢对射精反射的随意控制能力减退或丧失。例如对自己的妻子过于崇拜和敬仰，总希望能够在性生活中尽量来体现自己的男子汉形象，让妻子获得最大的满足，但事与愿违，越是希望表现好却越是糟糕，由于紧张、焦虑、负罪感、担心性交失败或早泄，反而让男人迅速溃不成军；相反的情况更容易理解，对妻子感情淡薄、畏惧和敌视，或者另有新欢，婚内的性生活无非是应付之举，因而希望快速草率地解决“战斗”，久而久之养成了“办事”快速的习惯。咨询的情况显而易见地属于精神心理因素，毕竟男子曾经有过“正常”的性经历。

具有较强的“性”吸引力本是一件好事情，可以激发性伴侣更大的激情。但是任何事情都有两方面，如果不能善加把握，好的事情也可能显露其弊端，来得过于强烈的激情极其容易失控而产生早泄现象，让女人和男人都很败“性”。来信咨询所反映的就属于这种情况。

对于早泄患者的矫治问题，通常应先在轻松的氛围中，了解发生原因和目前情况，然后对症处理，而且每个人都应该摸索出最适合自己的方法。既然咨询的问题主要是因“情”所困，就要从心理上加以疏导。告诉男人首先要摆正心态、夫妻间是平等的，要消除紧张心理和一切焦虑因素，性生活是彼此的共同需要。还可以采用一些性生活技巧和药物等方法综合施治，绝大多数可以在家里自我恢复。必要时可以寻求医疗帮助。

25. “懒”男人的男性健康情况很糟糕

自古以来就有“生命在于运动”的论述，可见运动对于人类的意义，运动的好处不胜枚举。①运动可以促进智力发展：积极主动的活动过程可以提高大脑皮质的协调能力，使得大脑变得灵活、反应快速；②运动可以改善情绪控制能力：体能锻炼也是对人意志的锻炼，还可以通过降低肾上腺素能受体的数目和敏感性来减低应激反应，并具有一定降低血压和心律作用；③增强社会适应能力：运动可以让人的身心张弛有度并保持稳定状态，缓解内心的紧张情绪，还可以增进人与人的接触和配合，祛除忧虑；④增强承受负荷能力，减少骨质疏松：运动可以让肌肉发达并减少骨质的脱钙；⑤减肥和健美：体育锻炼可以消除掉人体内的多余能量，保持体重的稳定和适中的身材；⑥增进一般健康状况：体育锻炼可以增强全身的体质和一般的抗病能力，并可以促进心肌和全身组织器官的血液灌注，改善器官功能状态。

反观那些不喜欢运动、缺乏体育锻炼的“懒”男人，则将与前述的诸多优点擦肩而过了。据估算，目前每年全世界因缺乏锻炼而致死的人数高达 320 万人。

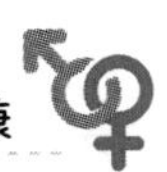

世界卫生组织曾发布的简报指出，缺乏锻炼已成为全球第四大死亡风险因素，并提出了“体育锻炼让生命更有价值”的口号。

很多人没有认识到体育锻炼的重要性，他们不清楚运动带来的诸多好处；一些人不知道如何进行合适的锻炼；还有人因缺少动力、难以坚持而放弃了体育锻炼的努力。作为一名从事男科学专业临床工作多年的资深医生，出现在我的诊室里的肥胖男人明显比社会上要多，由于过于懒惰，缺乏运动，导致了过多能量不能被有效代谢而以脂肪的形式堆积在体内，让这些肥胖男人的“雄风”不再。例如勃起功能障碍（俗称：阳痿；简称：ED）和男性不育的发生，明显与缺乏体育锻炼和随之而来的肥胖密切相关，并让男性健康状况大滑坡。

值得庆幸的是，缺乏体育锻炼与肥胖及男性生殖功能障碍之间存在着可逆性的关系，即如果通过适度的体育锻炼，让肥胖患者减肥瘦下来之后，雌激素和雄激素的比例失调可以得到重新调整，对男性健康状况的改善具有很大的帮助。男性减肥程度如果超过 20%，对性功能障碍就会自觉有相当幅度的改善，幅度约在 40% ~ 50%。许多专家特别针对肥胖男性提出呼吁，希望重视肥胖对于性功能的影响，以免无法“性”致勃勃，造成遗憾。

对于那些希望保持良好男性健康状况的男人，或者至少不希望男性健康状况继续滑坡者，选择自己喜爱并且合适的项目，进行适度的体育活动是必须的，而且需要持之以恒地坚持下去。但是过于激烈的运动和某些骑跨运动是有害的，应该尽可能回避，如激烈的竞技运动、长时间骑自行车等。

26. 性生活后一侧腰部酸痛，看看是否是性交姿势不对

一个咨询者在来信中问到了一个很有代表性的问题：“每次性生活过后，都会

感到右侧后腰部有明显的酸胀感，但休息一会儿就好了，这和性生活有关吗？以前我没有受过伤，腰椎也没有患过什么病。”

的确有一些男人存在类似的情况，但这个问题应该不严重，看来更可能是性生活“累”着了。一些男人的性生活过于频繁，或每次性生活时间过长、过于激烈，都可能导致性生活后腰酸。正所谓“过犹不及”。调整性生活频率、性交持续时间和性交力度，一般都可以缓解。

至于性交后的单侧腰酸的另外一种可能是，性生活中姿势不当，导致一侧腰部用力太大而招致过度疲劳和酸痛。每个人都会有自己偏爱的性爱体位，但如果长时间固定某一姿势，会让一侧身体承受过大的负担，反而会带来困扰。在性生活过程中尝试着换换其他体位，让身体得到均衡运动，多可改善你目前遭遇的痛苦，同时也能提高性爱质量。

如果进行了一段时间的上述调整，仍旧感觉到明显的性交后腰部酸胀，甚至持续时间越来越长、程度越来越强，就应该警惕是否发生了局部肌肉和骨骼系统的损伤等疾病，如腰肌劳损或腰椎间盘突出等。此时，应尽快去医院就诊。

27. 性生活后易带来眼睛疲劳

张先生人到中年，“性趣”与年轻时相比却丝毫不减，但他发现自己近年来总在性生活之后感到眼睛疲劳不适、眼球酸痛。很关心视力健康问题的张先生对此颇有些紧张，每次性生活后都要闭目养神，还经常要做做眼保健操，而且尽量不在性生活后看书、看电视。那么，性生活后出现眼睛疲劳的原因是什么呢？

从理论上来讲，由大脑发出的12对脑神经有一部分是分布在眼球及眼眶区域的，并可直接影响着眼球的活动和视力。性生活过程中，由于神经高度紧张，大脑细胞会出现暂时性的疲劳，可影响到支配眼球活动和视力的神经，从而容易

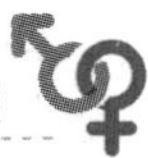

出现眼部疲劳、眼眶胀痛、视物模糊、眼睛转动不灵活等表现。此外，性生活时全身皮肤黏膜血管扩张，使得大量的血液离开内脏而奔向体表，内脏血管的收缩，也会减少大脑和眼部供血而加重大脑和眼部的疲劳。

尽管这种变化对大部分人来说往往并不明显，但对于那些年龄偏大、体力较差、性生活过于频繁、高潮较强烈者，则可能会有一定的感觉。这些人就需要多注意，最好不要在性生活后进行看书、看报、看电视等需要多用眼的活动，尽量让眼睛多休息。平时多进行体育锻炼以提高身体体能，有助于减轻相关的症状。适当减少性生活的频度，让性高潮不要那样来势凶猛，也可能有一定的改善作用。

其实，性生活后可能不只会带来眼部的疲劳，多数人都可能会出现整个身体的疲劳现象。因此建议，在性生活后 1～2 小时内不要从事过于紧张剧烈的竞技类活动，也不要从事需要高度注意力集中的活动，例如开车，以避免发生交通事故。但这也要因人而异，体力好的人一般并不会受到什么影响，更没有必要为此而过于紧张。

此外，有些男性为了在性生活后尽快恢复体力，不仅不去看书、看电视、开车、甚至竞技，而是选择立刻睡上一觉来获得体能状态上的调整，这也是不可取的。与男性不同，女性的性兴奋感来得慢、退去的也慢，因此迫切渴望性交后能够继续得到丈夫的温存和爱意。男人完事之后就呼呼大睡，会冷落女性，不利于夫妻间的生理和谐和情感交流。这种情况下，双方还是应该做一些“后戏”，亲密地接触、拥抱、亲吻，这样可以帮助女性逐步地降低性兴奋感，并带来更多的满足，给性生活画上完美的句号。

28. 每日彻底清洗“小丁丁”，或许有害

在门诊接诊的患者中，有一位（姑且称其为“晓伟”吧）确实让我遭遇了很大打击，这在我的职业生涯中是很罕见的事情，尤其是患者诊治的是阴茎头发炎

的小毛病，居然久治不愈，竟然让我在阴沟里翻了船。

患者晓伟是因为不生育来诊的，检查发现精液质量差，随后就一直在门诊药物调理精子。在一次复诊中，晓伟不经意间提起阴茎头疼痛的问题，特别敏感，都有些害怕过性生活了，而且已经有一段时间了，尝试过买些药膏无效，求治一些医生也经久不愈。在家里的强光线下，晓伟自己拿着放大镜可以个观察到阴茎头表面细密的血丝样改变，而且极不舒服，甚至连性生活都不敢完成。听起来似乎很简单，我以往也治疗好过许多类似的疾病，无非是一个阴茎头炎，局部涂抹一点对症治疗的软膏也就都很快会好了。没有想到的是，涂抹过抗生素软膏、抗真菌软膏、抗过敏软膏，均无效。患者的症状似乎没有一点改善。最后，患者失去了耐心，转诊去皮肤科诊治阴茎头炎。

前一阵子，由于小区内增设了一家健身房，并报名参加了健身，毕竟身体是革命的本钱嘛。每日健身后，大汗淋漓是难免的，而一个淋浴也会让人酣畅淋漓，那种感觉真是舒服极了，还捎带减了肥，可谓是一举两得。既然是花了钱健身，而且又是这么有益处，当然是乐此不疲，坚持得还是很好的，除非是万不得已，我几乎从来不翘课。但是好景不长，在健身3个月以后的某一时段，就出现了和晓伟一模一样的症状，阴茎头痛，而且的确是有血丝样的表现，那滋味真的是不舒服，也切身体会到了患者的痛苦。此外，也是尝尽了各种办法，依然无果。这时我的感受是，医生如果把患者的疾病都亲身体验一下，一定会有助于医生攻克疾病，并且深切理解患者的艰难处境。

一个周末因为公务外出开会，连续几天没有去健身房，烦恼的阴茎头疼痛的现象居然消失了，观察一下局部的血丝也不见了。仔细地将前因后果想了一下，逐渐理清了头绪，似乎是与健身有关，又似乎与健身后的洗澡有关，极有可能的罪魁祸首应该是洗涤用品。男孩子一般都很粗心，选择的洗澡用品也比较简单，我比较喜欢的就是透明皂，去油脂和去污效果好，当然刺激性也不小。会不会是透明皂的问题呢?

在以后的健身过程中，为了验证我的猜测，虽然还是每天运动后都要洗澡，但是坚持每隔2天才给“小丁丁”彻底清洗一次，而且也再不对它给予厚待。此

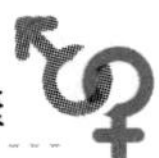

后，就再也没有出现过前述的尴尬情况。

终于想明白了一件事，摆脱了一个烦恼，其实道理也很简单。阴茎头是人体最为敏感的部位，皮肤娇嫩自不在话下，很难经得起严重摩擦等强刺激，化学品的刺激也难以抗拒。在与全身皮肤黏膜同等对待的前提下，首先发生问题的就是阴茎的皮肤。实际上，人体的皮肤会分泌一些保护性的油脂，频繁清洗，尤其是使用刺激性的洗涤用品，极其容易将皮肤表面的油脂保护层破坏掉，使得皮肤容易干裂，极其容易获得感染，甚至是那些机会性致病菌也容易侵袭人体，出现皮肤发炎的现象，对于那些皮肤本身就很干涩的人来说就更加不利，尤其是人们更加愿意对“小丁丁”给予特殊的照顾，毕竟它常常成为我们洗澡的主要原因和重点清洗部位。这种额外的关注，让“小丁丁”吃不消，当然也无福消受，最终会以自身的发炎、疼痛来抗议人们的“偏爱”行为。所以，运动后坚持每日洗澡，洗去浑身的汗液是合理的，但是一些人愿意使用去脂能力较强的洗涤用品，则十分不利。洗涤是可以的，但是清水足矣，间断或偶尔使用少许刺激性小的洗涤剂比较可取，可以清洗洗涤局部而不必额外给予照顾。此外，洗涤用品的选择很有讲究，一定要选择对皮肤刺激性小的，最好是中性的洗涤用品。

再次见到晓伟，是在一次复诊检查精液时，他的阴茎头炎的毛病居然还没有好。一问起来，晓伟也是很热衷健身运动，几乎每天都在运动后淋浴，并且每次都会把“小丁丁”彻底地清扫一下。把我的体验告诉晓伟后，不久就传来了好消息，久治不愈的阴茎头炎彻底地好了，难以示人的烦恼“不”洗了之。

29. “网恋”让前列腺很受伤

不知道从什么时候开始，网络虚拟爱情，也叫做“网恋”，慢慢地流行起来，许多人都对此大大地迷恋，似乎没有能够在虚拟空间找到自己的真爱是一件十分没有面子的事情，而在真实社会里没有找到知心爱人中的一些人则可能将全部感情投入了网恋。

“网恋”让这些痴情男女投入了大量的时间和精力，而其主要的行为方式自然是长时间地坐在椅子里，通过键盘进行情感交流。在享受网络虚拟爱情的同时，“网恋”也在潜移默化地伤害着男人的前列腺，并带来系列不愉快，甚至让男人远离了真实性爱。

前列腺与人体的其他器官相比较简直是微乎其微，但就是这么一个微不足道的小腺体，与男人的许多重要功能紧密相连，也带给他们许多麻烦。前列腺是男性生殖系统最大的附属腺体，每个男人只有一个，深居在盆腔内（图 5），处在举足轻重的险要关卡，成为男人众多重要盆腔脏器的核心位置。当男人坐下来的时候，前列腺刚好隔着会阴与凳子紧密相连，这也给男人的前列腺带来了巨大的负担。前列腺的险要位置决定了男人在很大程度上是“坐”在前列腺上的，所以经常久坐的男人的前列腺负担较重，甚至常常受伤。

“网恋”男人的长时间久坐不动可以造成对前列腺的直接压迫，使前列腺长期处于充血状态；坐姿可以让前列腺的排出腺管与尿道成直角，使前列腺液的排泄更加困难；忘我激情下的憋尿及饮水减少也带给前列腺巨大的负担。这些影响都将成为诱发前列腺炎及疾病久治难愈的重要原因。

男人就像一辆车，要开，也要修；男人的前列腺也一样，不仅要用，还要定期“保养”。适时地记得经常起身走一走、动一动，做做室内保健操，或借机会“方便”一下，都大有裨益。此外，明智的男人知道孰轻孰重，为了前列腺的健康，对娱乐方式要精挑细选，“网恋”显然是要首先淘汰掉的，姑且不论其难有结果，也容易让人沉迷于虚无而忽视和逃避现实。

当丈夫在工作间忘我地“网恋”时，贤惠的妻子也应该有所作为，加强自身修养和精心打扮，可以更多一些地赢得丈夫的青睐，进而分散其对网络的留恋。与丈夫一同选择有益的健身和娱乐方式，也是可行之策。例如陪丈夫打太极拳、短跑或饭后散步等。

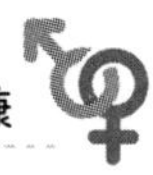

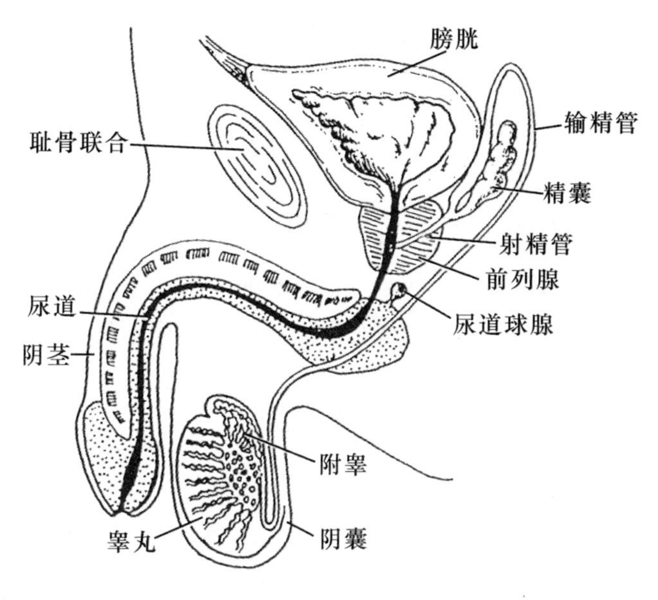

图 5 男性生殖系统概观

30. 手机放裤袋，精子减三成？宁可信其有

作为信息时代的高科技产品，手机已进入人们工作和生活的各个领域，使用手机的人越来越多了，甚至一个人可以有多部手机。使用手机时的无线电波或多或少地会被人体吸收，造成了对人体的手机辐射。手机发射出来的辐射波和自然界的可见光、医疗用的 X 线，以及微波炉所产生的微波，都属于电磁波，只是频率各有不相同。电磁辐射无色、无味、无形，可以穿透包括人体在内的多种物质，而人们很难觉察到。手机对大脑的影响已经引起了广泛的关注，它会对人的中枢神经系统造成功能性障碍，引起头痛、头昏、失眠、多梦、脱发、面部刺激感等症状，甚至怀疑手机辐射可以导致脑瘤。而手机对男人生育能力的潜在影响还没有引起足够的重视，近来的研究发现，长期使用手机对精子产生和男性生育能力都有负面的影响。如何将其危害程度降到最低，成了手机用户最关心的话题。

携带手机者经常喜欢将手机放在离身体就近的地方以方便使用，这将对相应部位的健康构成潜在的威胁，例如将手机挂胸前会对心脏和内分泌系统产生一定影响、放枕头边会对大脑构成伤害、挂在腰部和塞在裤子口袋内则对精子威胁最大，因为裤袋是睾丸的近邻。

睾丸组织对电离辐射十分敏感，可以造成睾丸生精功能的一过性或永久性损伤。虽然手机的电离辐射量比较小，但是长时间携带手机的日积月累效应就不可小觑了，对于精子这种微小且脆弱的生殖细胞所造成的伤害也许将是它所无法承受的。匈牙利科学家新近对 231 名男性进行了 13 个月的研究，结果发现经常携带和使用手机的男性，手机释放出的辐射会使男士们的精子数目可减少多达 30%，这将极大减少受孕的概率，表明男性生育能力可能因为手机发出的辐射受到影响。手机的辐射电磁波还将会改变细胞的遗传特性（DNA），这将不仅降低男性的生育能力，一些存活的精子还可能出现异常情况，一旦这些突变的精子成功受孕还将威胁到后代的健康状况。英国的科学家和动物学家指出，手机发出的电磁波是造成麻雀大量减少的罪魁祸首，电磁波不仅会干扰麻雀找路的能力，还可影响动物的精子数量和排卵功能。

尽管手机问世时间还很短，上述的研究结果也还不是最终的结论，但在手机辐射对生殖能力影响还没有明确说法之前，人们对于手机的辐射问题是宁可信其有，不可信其无。

为了减少或杜绝辐射源的辐射泄漏，应选用有进网许可证的手机，并配有合格手机电磁波防护套，进行非闭合屏蔽，一般防微波有效率为 80% 左右。使用手机时应该将其放在与人体稍远一点的地方才比较安全，并尽量避开身体比较脆弱的部位，例如睡觉时也注意不要把手机放在枕头边，莫把手机挂在胸前，还没有完成生育任务的男士应该将手机远离裤袋和腰部。身边有普通电话应尽量不使用手机。当使用者在办公室、家中或车上时，最好把手机摆在一边。外出时可以把手机放在皮包里，这样离身体较远。使用耳机来接听手机也能有效减少手机辐射的影响。

手机的微波 40% 被机体吸收到深部，使器官发热，而人无感觉。然而手机

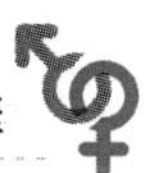

的辐射强度并不是均匀一致的。一般来说，手机待机时辐射较小（以往认为处于开机备用状态下的手机，短距离的信号传送不会造成危害，现在发现对人体也可以产生危害），通话时辐射要大一些，而手机接通瞬间释放的电磁辐射最大，是待机时的 3 倍左右。因此，接电话时最好先把手机拿到离身体较远的距离，在手机响过一两秒后或电话两次铃声间歇中接听电话，并尽量减少通话时间，长话短说，更不要用手机聊天。

手机使用者在饮食上多食用富含优质蛋白质、磷脂、B 族维生素的食品，对人体也具有一定的保护作用。

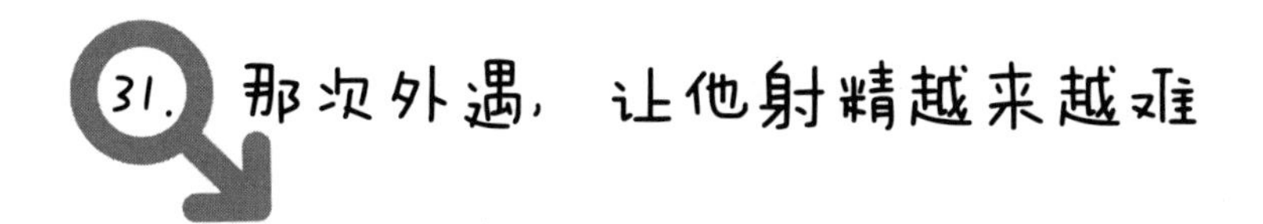

31. 那次外遇，让他射精越来越难

一次外遇，招致不能射精

近来，妻子已经多次向小赵提出“抗议”，还告诫他做人不要那么自私，为了保养自己而忍精不射太过分了。这让小赵百口莫辩。

事情的原委还要追溯到新婚后不久，小赵参加同学生日的“狂欢”聚会，被安排了一次“特殊服务”。事后 3 天即出现了尿道红肿，并有大量的脓液自尿道口排出。小赵暗自庆幸好在自己对药物治疗很敏感，“一针”下去，脓液就烟消云散，也没有继续吃药。虽然此后也有几次反复，但都有惊无险，平稳度过，简单吃点药就以为控制住了。谁知道过不久，小赵发现自己排尿渐渐变得不如以往那么畅快，最难以向妻子交代的是射精越来越难，精液也越来越少，到后来尽管自己仍然可以有高潮，却再也不能射精了。妻子已经多次明确表示不满。为了平息妻子的怨愤情绪，也为了搞个清楚明白，给彼此一个说法，小赵瞒着妻子走进了大医院。

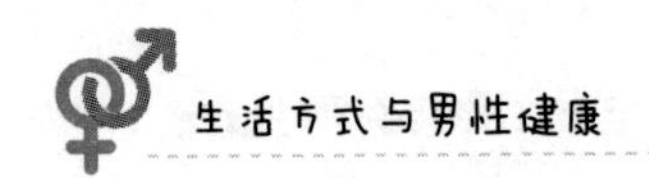

尿液化验，验出逆行射精

在详细询问病情并进行必要的体格检查后，医生为小赵打开了取精室的房门，告诉他可以通过手淫的方法达到高潮，如果手淫有困难也可以让妻子帮忙解决，在达到高潮后留取尿液化验检查。很快，尿液的检查结果出来了：满视野的精子。随后，医生给小赵的会阴及尿道外口消毒，自尿道外口插入尿道探子失败。最后，进行了膀胱尿道造影检查。

看到化验单的结果和造影片子，医生下了结论：尿道狭窄引起的逆行射精。

尿道化脓后遗症——尿道狭窄

小赵百思不得其解，急切发问："逆行射精是怎么回事？我怎么会逆行射精呢？"

医生告诉小赵，逆行射精是指在性生活过程中，尽管男性可以有性高潮及射精感，但膀胱颈开放，精液走了"后门"，全部自后尿道逆流入膀胱而不从尿道口射出。逆行射精的病因比较复杂，包括先天性和后天性的众多因素，就小赵的情况而言是比较明确的：由于尿道的化脓性炎症没有得到完全有效地控制，引发严重的尿道狭窄而造成逆行射精。

尿道的化脓性感染，如淋病奈瑟菌（即淋球菌）、结核杆菌、金黄色葡萄球菌感染以及非特异性的炎症性疾病，都可以造成尿道黏膜的损伤和纤维组织增生修复，常导致尿道狭窄。轻度的尿道狭窄患者可能感觉不到它的存在；中重度的尿道狭窄则可导致不同程度的排尿困难、尿线变细、尿中断、尿滴沥等症状；严重者可能因长期排尿困难出现膀胱功能障碍，表现为残余尿和尿潴留，膀胱出口也容易变得松弛。小赵的尿道狭窄比较严重，必然会对经由尿道的排出物产生妨碍。性生活过程中，排出的精液由于遭遇到"前门"的明显阻碍，就只好寻找其他的出口，于是在后尿道内东奔西窜，最终自然而然地发现了膀胱出口这扇"后

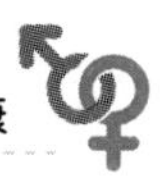

门”，逆行射精由此发生。

逆行射精≠不射精

小赵非常沮丧：“我刚结婚，不射精还能有孩子吗？”

医生解释说：“尽管表面上看起来，逆行射精与不射精的患者在性交过程中都无精液排出，但它们是完全不同的两回事：不射精者往往缺乏性高潮，在性生活后没有精液射出，离心尿液也不能发现任何精子存在的证据；逆行射精者则有性高潮，手淫或性生活后排出的尿液内含有大量的精子。对于逆行射精者，只要改变排精通道‘前门遇红灯’、‘后门开绿灯’的状况，自然可以恢复性交时的正常排精，不会因此而影响生育问题。”

尿道探子，探开射精“前门”

“那么，应该怎样才能恢复正常射精呢？”小赵紧接着提出了这个问题。

医生告诉小赵，逆行射精的治疗主要包括病因治疗和对症治疗两种。既然尿道狭窄是引起小赵逆行射精的主因，那么，去除尿道狭窄，开放排精的“前门”，就可以基本解决问题。所用的基本治疗方法是定期到医院进行尿道探子扩张尿道，开始时每周扩张一次，探子的周径将逐渐增加，直至比较满意的周径。另外，药物治疗可增加交感神经对膀胱颈的控制力，提高其张力，关闭“后门”，也有助于防止精液逆流。

经过近半年的治疗，小赵果然逐渐恢复了正常射精。

32. 频繁手淫可以影响生育能力吗

一些未婚青年男性担心自己的手淫行为是否会影响到婚后的生育能力，个别人还因此而不敢结婚。实际上，90% 以上的男性都有过婚前的手淫，其中的绝大多数的手淫频度是自然的有规律的，不会对生育能力造成任何伤害，还有许多有益之处；而沉溺于手淫，且手淫十分频繁的男性仅占较小的部分，而且也不是一定会造成男性不育的。

这种“病理”性的频繁手淫可以使男性经常处在疲乏、精神不振、精力不足、注意力不集中、全身酸软等不佳状态，其中的许多不适往往与男性的心理紧张有关，属于“手淫有害论”错误认识的心理作用在作怪。

极特殊的情况下，频繁手淫可以对生育能力产生不良影响。主要是通过下列两方面作用来实现的。第一，可以诱发不射精。这是因为手淫对性器官的刺激作用十分强烈，长期频繁的手淫可以潜移默化地使性器官习惯于强烈的刺激，达到射精的“阈值”也会逐渐增高。这对于婚后由手淫行为过渡到夫妻间的性生活是一个严峻考验，绝大多数男性可以“平稳”或者“有惊无险”地实现这种“过度”或对阴茎刺激权利的“顺利交接”。但是，确实有小部分男性的性器官，由于习惯了强烈地刺激，而对于阴道的较弱刺激会“无动于衷”，并表现为不射精而影响生育。第二，可以造成男人盆腔的慢性充血状态而容易诱发慢性前列腺炎，表现为会阴下腹部坠胀疼痛和排尿异常。由于前列腺液构成了精液的重要部分，前列腺炎造成的前列腺液变化必然会影响到精子的生存和正常功能的行使，从而影响男性的生育能力。由于频繁手淫产生的这两种影响男性生育能力的现象或疾病，在停止手淫，以及婚后适当减少性生活频度一段时间后，会逐步好转，一般也不会留有男人们十分担心的“后患”。

33. 运动中睾丸经常受到撞击，会不会影响生育

许多男性都喜欢运动，其中一些甚至可能带来很大的刺激感觉，同时也可

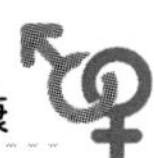

能带来损伤。例如篮球运动员在运动中冲撞在所难免，激烈时甚至连“它”也殃及，是否会因此而造成不育呢？这往往成为新婚夫妻共同关注的事情。

男人的睾丸是男人之所以成为男人的最重要特征，男人的许多第二性征，如胡须、喉结、体毛、阴毛、生殖器官等的出现与发育，都离不开睾丸的“努力”工作。肩负着如此重任的睾丸，为了保持较低的温度，以维持合适的环境来生产精子，男人们将睾丸“悬挂”在体外是必要的。但是，孤悬于外的睾丸很容易受到伤害，男人必须对其加倍小心和爱护。

首先不要“碰”到睾丸：睾丸很敏感，对于平时的轻微触摸都会觉得不舒服，就更不要谈强烈地碰撞了。睾丸若受到撞击，会妨碍其血液供应，严重者甚至可以引起睾丸发炎，最终还容易导致睾丸组织坏死。

其次不要让睾丸“旋转”：睾丸是依靠精索而悬吊于阴囊内的，精索内有供给睾丸营养的血管，若睾丸在阴囊内发生扭曲和旋转，就像人的脑袋被拧了2~3圈一样，很难有“生还”的机会。

运动员经常有剧烈的冲撞等行为，实在是难以让睾丸幸免于难，因此可能存在较多的受伤害机会。但是也不是所有的运动员都会遭遇类似的尴尬，只要在生活中多加注意，是应该可以避免的。同时，一旦发生睾丸碰撞或旋转的情况，应该及时救治，以免丧失良好的治疗机会，并可能将撞击带来的伤害程度降低到最小。

34. 白领男性前列腺健康的三大隐患

近年来，随着社会的不断发展和进步，男性白领阶层人数在逐渐增加，由于工作的特点，使他们的生活方式具有独特性，并在某些方面构成了健康隐患，尤其是一些细微之处可能危害前列腺健康。白领男性要注意3个方面的健康问题。

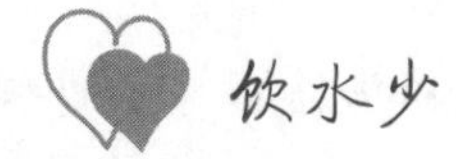

饮水少

随着年龄的逐渐增大，人体的感觉器官逐渐变得不那么敏感了，包括口渴的感觉降低，因而不太容易因为体内缺水而引起强烈的感觉，再加之工作繁忙可压力，特别容易忽视补充水分，使人体细胞长期处于“缺水”状态。人体脏器和组织细胞长时间得不到充足水分的滋润必然要发生皱缩，体液（血液和尿液）浓缩，不仅容易发生心脑血管疾病、泌尿系统结石，还容易因尿液浓缩、排尿次数减少而造成排尿沿途脏器的损害，其中最容易伤及前列腺。

前列腺是男人特有的脏器，可以产生前列腺液并陆续排放到后尿道内，随着每次排尿而冲洗到体外。一般情况下前列腺液的排放量很小，并不太容易引起人们的重视，但是在排尿间隔过长的男性，长时间积聚并浓缩在后尿道的前列腺液就可能造成对尿道的刺激，容易诱发感染，甚至可以在未排尿的情况下“逸出”到尿道外口，造成尿道口发红，个别人尿道口肿痛等不适症状，即所谓臭名昭著的“滴白”现象。此外，饮水减少使尿液浓缩、排尿次数减少，尿液内的有毒害物质对前列腺及其他脏器（肾脏、膀胱等）的健康也很不利。

所以，在没有心脏病和肾脏病的前提下，白领男性要养成定期补充水分的饮水习惯，每天饮用1500～2000毫升的开水或茶水，可以通过尿液来充分冲洗尿道，有利于前列腺分泌物排出，可保前列腺安然。即使是对于尿频的前列腺疾病患者也要多饮水。为了避免睡眠后的膀胱过度充盈、频繁起夜而影响休息，可以在夜间减少饮水量，而调整在白天多饮水。

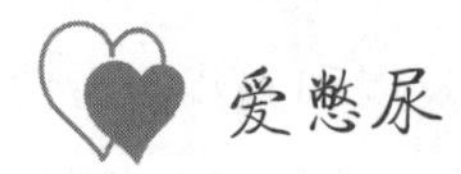

爱憋尿

久坐的工作经常会有尿意，但是，尿急时“忍一会儿”的态度是不可取的。憋尿会让膀胱过度充盈，压迫前列腺。对于前列腺疾病的患者来说，这样容易造

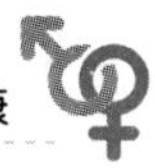

成尿液反流，诱发前列腺炎，还可给高位脏器（肾脏和输尿管）带来危害，甚至造成肾功能衰竭，因逼尿肌松弛而发生排尿困难和尿潴留。如果患者突然不能排出尿液，并出现膀胱内胀满和疼痛感，则发生了急性尿潴留，需要紧急救治，到急诊室内通过导尿管将尿液排出。总之，一定要有尿就排，尿急时切莫“忍”。

白领男性的工作特点往往是“静”多过“动”，“言谈”胜过“举止”，即使是外出也难逃长时间坐车或飞机，甚至在节假日选择娱乐活动也多偏爱打麻将、打扑克、上网冲浪等动脑游戏，因此长期缺乏运动的白领男性居多。长此以往，一些男性就难以坐得住板凳了，“肚子”会让他们很不舒服而发出抗议，甚至会疼得难以忍受。事实上，前列腺的位置决定了男人在很大程度上是“坐”在前列腺上的，所以经常久坐的男人前列腺负担较重。因此，在工作闲暇应该站起来走动一番，适当补充点水分，上一趟卫生间，可以起到一举多得的效果。

白领男性更应该提倡坚持适当的体育锻炼，如打太极拳、短跑或慢跑、饭后散步等，可以改善血液循环、提高免疫力，还可以预防前列腺炎的发生。此外，还应该避免需长时间久坐的娱乐活动，少打麻将和扑克等，避免需长时间久坐的娱乐活动。在选择运动项目上，也尽量避免骑自行车、摩托车以及骑马等骑跨动作的运动，避免造成对前列腺的直接压迫，导致前列腺充血。

35. 错班夫妻，别错过性爱

由于生活所迫或为了追求所谓的事业，许多人整日奔波劳作，难得有时间享受生活。等到他们有时间愿意感受生活时，却发现自己已经错过了太多的美好生活体验，似乎一生都是在拼命地工作，竟然忘记了辛苦工作的最终目的是为了更好地生活。由于作息时间的差异，许多夫妻的亲密生活时间大打折扣，甚至性爱时间也被压缩或不得不取消，让许多原本十分恩爱的夫妻难以尽享生活美事，感情甚至日渐渐流于平淡。调查发现，白班夜班混合的夫妻性生活频率低、质量差。

错班夫妻遭遇生理尴尬

在夫妻性生活中，男女最终会出现高潮，并带来身心的极大愉悦。而对于那些因“错班”而错过性爱的人们，如果不利局面长期不能得到有效改变，长时间无性生活或仓促性交，则会给夫妻生理上带来不同程度的伤害。主要表现在：①体质下降：性生活的良好状态是身体健康的绝好的增强剂，性生活过程中的体力消耗和运动可以起到全身各个系统功能锻炼作用，缓和有害的紧张状态，还能帮助消耗热量。②性欲和性功能降低：长期停止性生活将会造成明显的性欲低下和性功能障碍，这种“失用性”萎缩所造成的性能力的伤害较为普遍。③仓促性爱质量低：性生活的过于急切、简单和程序化，忽视情感需求，将极大地伤害了彼此的人格与情感，虽有“性”，却无爱，带给对方的是痛苦和厌恶，而不是身心愉悦。

错班夫妻的心态难平

保持一定频度的性生活是夫妻间密切感情、传递爱意的重要手段。如果长期缺乏亲密爱意的明确表达，可能会让彼此产生情感裂隙，因此而出现抑郁或猜忌的夫妻不在少数。

刻意协调可扭转被动

对于这些错班夫妻来说，采取适当的措施就可以调整这种状态，有效地扭

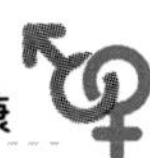

转现实生活中的被动局面。具体方法主要包括时间的调整和性爱方式的调整。①“清晨性爱”：对于错班夫妻，没必要循规蹈矩，学会利用有限的时间注意保证性爱质量非常重要，可以选择彼此重叠时间完成性交，如清晨，或多享用周末，同时要学会体恤对方，不要奢求性爱次数。②边缘性行为：性生活不仅仅意味着性交，短暂的调情或一些亲密接触的小游戏，如拥抱、热吻、（包括对性器官的）抚摩、言语调情等，运用得当，同样可以实现性爱目的。其实，多数夫妻最看重的并不是性交的过程，感情交流与性生活相比可能更重要，而边缘性行为是实现情感交流的有效手段。③情感铺垫：给对方以实实在在的关爱，能非常有效地弥补相处时间上的局限和不足，并真正赢得对方的理解和支持，并期待时间宽余条件下的美好性爱。

36. 经常坐着，警惕阴囊湿疹

随着社会的进步和工作环境的改变，越来越多的职工可以选择坐着来办公，极大地改善了工作条件，减少了工作强度。但是一利必有一弊，久坐带给人们的不全是利益。许多经常久坐的男人抱怨阴囊和会阴经常处在潮湿状态，经常瘙痒，甚至发生炎症性疾病。宁夏的孙先生在咨询信中写道：“我是一名常坐办公室的白领男性。夏天一到，我的阴部总是瘙痒难耐，可是又不方便抓挠。我自己看不出有什么问题，不知道是不是感染了什么病菌？应该怎么治疗呢？”

很多男性在夏天都会对阴囊瘙痒的难言之隐有深刻体会。如果你没有不洁性行为，自己也看不出阴囊有什么明显病变的话，那么很可能是阴囊湿疹带来的问题。

阴囊的皮肤相当敏感，如果长时间坐着，阴囊处在潮湿、密不透风的环境中，加上走路时双腿摩擦，就很容易产生摩擦性湿疹。这是男性常见病，最主要

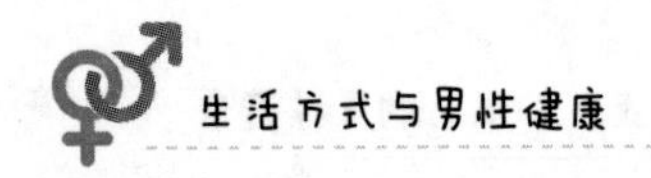

的症状就是痒，让人不得不去抓它，而越抓皮肤就越“受伤”，然后皮肤就越变越厚，瘙痒状况更加明显，容易形成恶性循环。

要解决这个问题，最重要的工作就是保持阴囊干爽。最好坚持天天洗澡，尤其注意清洗阴囊夹缝，必要时可以涂些吸汗的痱子粉。还要避免长期穿着紧身内裤和牛仔裤，否则会人为地造成对阴囊与睾丸的过紧束缚，特别是在炎热的夏季，透气性差会使局部散热不良，引起阴囊温度升高而导致疾病。已经患有阴囊湿疹的人，应及时去医院诊治，在专业医生的提导下可适当少量使用类固醇类药膏。应克制自己要抓挠的欲望，避免刺激患处，否则可能会一再复发。

第三章

性功能保健与男科疾病康复

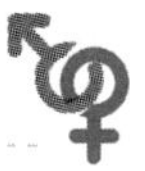

1. 看护男人的“根”，为什么要从小抓起

据近年来对男性生育能力的研究，我国男人生殖健康的现状并不乐观，存在许多问题，而婴幼儿、儿童及青少年男性的生殖健康问题长期以来不受重视，使很多患者延误了最佳治疗时机，并永远地丧失了为人父的权利，真的是老大徒伤悲，而这其中的许多男人只要在当初给予一点点关注，本可以避免终身遗憾的发生，可以免去了多少男人的烦恼啊！

一般说来，男孩子到12～13岁以后，第二性征开始陆续出现，包括胡须、腋毛、阴毛、声音低沉、阴茎和睾丸发育、出现遗精和射精、肌肉和骨骼发达、产生男性独特的性气味。此外，男子汉气质也逐渐地显现出来。近年来，这种男性的早期性发育还具有早熟现象，表现为首次遗精的时间提前，身高、体重等也在不断增加。

影响成年男性的性与生育能力的表现形式多种多样，可以从结构和功能的微小异常到完全丧失，许多因素或疾病可以损害男性的生育能力，尤其是在男性生殖器官发育与成熟阶段中出现的一些异常或疾病，而这些因素或疾病绝大多数是可以早期得到有效处理的，并因此可以防止其成年后的性和生育能力的损害。因此要从小抓起。

婴幼儿、儿童及青少年时期处在生长发育的关键时期，当然也是睾丸生长发育的关键阶段，在睾丸疾病的发生中起重要作用。睾丸的位置异常（隐睾）、扭转、肿瘤、精索静脉曲张等疾病的发生率较高，如果处理不当，可能对其成年后的生育功能造成无可挽回的影响。由于广大群众对这些疾病的基本知识了解不多、医疗机构的宣传力度不够、医务人员的相关知识也需要更新等多种原因，使很多患者延误了最佳治疗时机，给他们造成了无可挽回的损失与遗憾。因此，号召全社会，包括各级政府、新闻媒体、社会团体以及医生、保育员、中小学教师都来高度重视婴幼儿、儿童及青少年的生殖健康问题。

年轻的时候我们不懂得重视也不珍爱健康，我们在用旺盛的生命力和青春年华换来知识和金钱；成年以后，我们将不得不用加倍的金钱来购买健康，一些人还将为此付出沉重的代价。因此，广泛持久地开展群众性的健康教育，使孩子和孩子的父母认识到某些疾病或不良生活习惯的潜在危害性是非常重要的。对于婴幼儿、儿童、青少年、未婚未育的男青年定期进行体格检查，早期发现一些影响生殖健康的疾病，如包茎、隐睾、青春期精索静脉曲张等，并早期给以科学、合理、有效的处理，可以有效地降低成年男性生殖系统疾病的发生，在提高人口素质和保障生殖健康方面都具有重要意义。

“再苦也不能苦了孩子”是我们常说的一句话，但这是以有健康孩子为前提条件的。为了让孩子们成年后能够顺利地有属于他们自己的孩子，也为了日后不落“埋怨”，我们这些成年人是不是应该在他们没有能力照顾自己健康的时候“拉”他们一把呢？

下面，就以危害成年男性生殖健康的两种常见疾病：隐睾和腮腺炎为例来论述。

隐睾症，就是男性的睾丸没有在阴囊内，而是在“肚子”里。隐睾症占早产儿的 9.2% ~ 30%，足月产男婴的 3.4% ~ 5.8%，隐睾者的睾丸处于相对高温环境，十分不利于睾丸的发育和青春期后的精子生成，可以造成睾丸的明显萎缩，阻碍精子的发生，给患者的生殖健康造成严重的危害，还具有较高的癌变机会而危及患者的生命。因此，必须加强对家长的宣传教育，定期对婴幼儿进行体格检查，并对相关的基层医务人员进行必要的培训，以降低延误治疗的发生率。

一些不育男性在接受精液化验时吃惊地发现自己的精液里没有精子，追溯其原因，部分男子在若干年以前患过“肿痄腮”。很多儿童可能都患过流行性腮腺炎，腮帮子肿得像馒头一样，而且会很疼，俗称“肿痄腮”。青春期后患有流行性腮腺炎时接近 1/3 合并睾丸附睾炎，部分人可以造成睾丸萎缩，严重地影响精子发生。如果感染是双侧性的，则患者常因无精子或严重的少精子而导致生育能力不同程度的下降或不育。所以，在疾病流行季节，尽量不要让男孩子到公共场

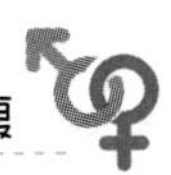

所逗留，避免接触患者，这样可以明显减少感染机会。一旦患了流行性腮腺炎，要及时就医，要隔离、卧床，根据具体的病情给予有效的治疗，避免并发症（睾丸炎）的发生或减轻睾丸炎对睾丸的损害程度。

2. 能改善男性性健康的六大生活方式

为自己制订一张生活作息时间表

顾先生人到中年，工作很忙，压力也很大。正因为这些，他对夫妻性生活的兴趣越来越淡漠。为了满足妻子的要求，他几次勉强与她发生关系，但遗憾的是，他的阴茎不是发生勃起不坚的现象，就是勃起后性生活时间很短。性生活不尽如人意，妻子难免要抱怨。但顾先生不认为自己有性功能障碍，他觉得自己很健康、也很正常，就是感觉生活比较累、身体也比较累。

现实生活中，像顾先生这样的人很多。为了工作、生活，不得不承受较大的压力。而由此导致的身心疲劳也的确“伤性”。研究发现，很多暂时性的性功能障碍都与当时身体处于疲劳状态有关。超负荷学习或工作，长期处于过度疲劳、睡眠不足、精神紧张的状态，可使机体生殖内分泌功能紊乱，不仅可出现性功能障碍，还会导致精子质量出现下降。研究人员为一位处于超负荷学习状态的研究生进行精液分析，结果两次检查精子质量都不达标。医生告诉他要好好休息，三个月后再来检查。果然，后来检查精子质量合格。

生活中压力大是不得不面对的现实。有时候，甚至需要找心理咨询师寻求帮助。减压方法也有很多，但最简单实用的就是为自己制订一张生活作息时间表，并严格执行。

很多人并没有意识到，压力有时候完全是由自己不规律的生活状态、不良的饮食和生活习惯（如熬夜）造成的。有人喜欢过夜生活，不到12点不睡觉；有人喜欢酗酒，或为了赶时间连饭都不吃，结果第二天胃痛，反过来耽误了工作；有的人是A型性格，做什么都急急匆匆，但效率并不会因此而提高。事实上，这些行为都会让生活变得毫无规律和秩序，自然让人感到很累。

心理学研究发现，制订一个严格、易于执行的作息生活时间表，可以降低压力。作息表中要严格规定自己什么时候工作，什么时候休息，什么时候吃饭。该做什么就做什么，按部就班，做到心里踏实、有数。事实证明，这样做在一定程度上可以减压。

【特别提醒】

♂ 执行早睡早起的作息时间。研究发现，早睡早起的睡眠效果好于晚睡晚起。晚睡可导致睡眠不足，影响身心状态，增加压力。而早睡早起更容易让人建立起规律的睡眠和作息习惯，会让人主动面对压力。

♂ 有研究发现，熬夜可以影响精子的质量，所以育龄青年安排作息时尤其要避免熬夜。

♂ 如果性生活中状态不佳，有专家建议每天多睡半小时，坚持一段时间，看效果如何。

♂ 安排脑力和体力交替使用。脑力劳动者业余时间安排一些与体力活动有关的爱好，如打球、跑步、游泳、散步等。如果是体力劳动者，业余时间安排与脑力活动有关的爱好，如看书、学习等。

♂ 严格执行作息时间表。工作就是工作，放松就是放松。如果朋友晚上约你出去过夜生活，要有勇气加以拒绝。把闹钟设置在晚上11点，闹铃一响，就不要多想，一定要上床睡觉。

每次持续坐着的时间不超过50分钟，一天之内坐着的时间加起来不超过10小时

一个不争的事实是，我们每天坐着的时间越来越长了。随着电脑和互联网的

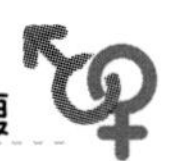

普及，我们的生活方式在不知不觉中发生了巨大的变化。很多原来需要“跑腿”的事情，现在都可以“坐”享其成。一些人喜欢坐在电脑前上网、打游戏。现在网络上的信息非常丰富，应有尽有，很容易让人陷入其中，结果在电脑前一坐就是几个小时。对于男性来说，这么做其实是在不知不觉中损害个人的性健康。

男性处于坐姿时，前列腺的位置决定了他在很大程度上是“坐”在前列腺上。一些前列腺疾病患者久坐后会感觉到小腹和会阴很不舒服，如打麻将时间久了，就难以坐得住板凳了，“肚子”会疼得难以忍受。这足以说明久坐对前列腺的危害。长时间保持坐姿容易造成前列腺充血，如果患有前列腺疾病，这么做非常不利于康复。

事实上，如果一天内大部分时间都是在“坐”中度过，长期下去会因为缺少运动而反应迟钝、感觉灵敏度减退。这些都可以影响男性性功能的发挥。

很多人还喜欢长时间坐在软沙发上看电视、玩手机等。这么做有可能诱发精索静脉曲张或使原有的精索静脉曲张加重。精精索静脉曲张可损害睾丸功能，使睾酮减少。睾酮是维持男子性功能和产生精子的动力，一旦缺乏，可能导致男子性功能障碍和不育症。

【特别提醒】

♂在椅子或者沙发上连续坐着达到 50 分钟，应该站起来活动 5 分钟以上。如果是开车或者乘车，每 1 小时应离开车内活动 10 分钟。

♂要养成每坐一段时间就起来活动的习惯，可能刚开始感觉不适应，但坚持这么做 1 周后，就习惯成自然了。

♂不要以工作或者学习非常迫切等为理由而“一坐到底”，事实上，坐一段时间起来活动一下，反而能提高工作和学习的效率。

♂与别人一起玩扑克牌和打麻将过程中，可以借口喝水或者上厕所等起来活动 3 分钟以上。

♂上网或者打游戏前，给自己定个进行娱乐的时间标准，如先玩 50 分钟。到时间后一定要站起来活动一会儿。

♂前列腺疾病患者持续保持坐姿的时间不要超过 40 分钟。

♂ 有条件者应该选购那些质量较好、各部位尺寸符合人体工程学要求的沙发、座椅。

♂ 可以寻求妻子或其他家庭成员的帮助。让他们监督你的行动。如果你坐着的时间较长了，要求他们提醒你起身走动一会。

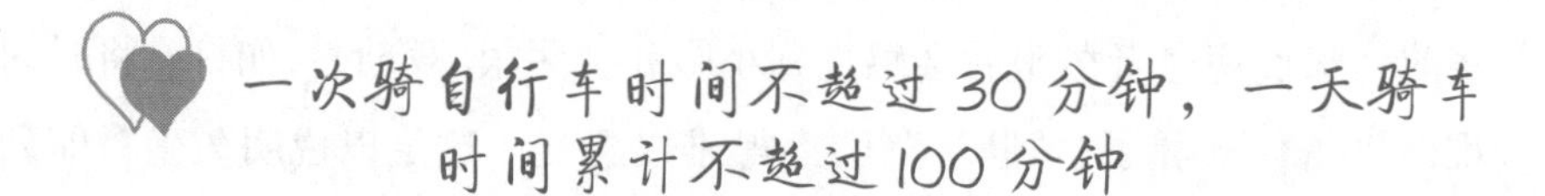

一次骑自行车时间不超过 30 分钟，一天骑车时间累计不超过 100 分钟

小赵很喜欢骑山地车。平时除了上下班骑车外，周末他还喜欢到郊外、山地骑几个小时的车。他感觉这项运动很好，就是有时候骑车时间长了，感觉会阴部有些发麻。他推测是山地车的车座较窄，局部受到压迫所致。后来，他在山地车的爱好者网站中发现有关长时间骑车影响男子性功能的说法。为此，他颇有些担心，难道骑车真的会影响健康吗？

现实生活中，自行车是重要的交通工具，骑自行车上下班、外出办事的人仍然很多。虽然短时间的骑自行车没什么影响，但不科学和长时间的骑车可能会伤害到男性的性健康。骑自行车时，车座正好压迫尿道、阴囊、会阴部位，长时间骑车可使这些部位持续充血，影响睾丸、附睾、前列腺和精囊腺的功能；骑车的颠簸震荡，还会直接损害睾丸的生精功能。

另外，有研究发现，经常在崎岖不平的路面骑车有可能降低男性的生育能力。研究人员对 55 名 17 ~ 44 岁热衷于山地车的骑手进行研究，结果发现接近 90% 的骑手精子数量减少，阴囊内有瘢痕，这主要是由在崎岖地面骑自行车时的颠簸和振动造成。这些异常见于职业山地车骑手和其他骑自行车时间较长（平均每天骑车超过 2 小时，每周 6 天）的人，但这些异常改变是否严重到会引起生育问题尚不清楚。

【特别提醒】

♂ 连续骑自行车不要超过 30 分钟，如果车程超过 30 分钟，每骑行 30 分钟后，可中途下来，推车走 5 分钟。

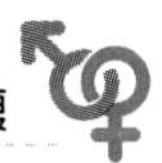

♂购买自行车时，选择较宽的车座。一些新型自行车车座中央有孔，这种“中空式”车座也是不错的选择。最好购买安装有良好减震装置的自行车。

♂骑自行车，尤其是山地车时，要用手臂、双腿作支撑，尽量不要把所有的重量都放在车座上。

每周锻炼身体5次，每次30分钟以上

妻子送给钱先生的外号是“懒猫”，钱先生真的没有背负这个名号。每天吃完饭，他就一动不动地坐在沙发上看两个小时电视。看完了电视，他会坐到电脑台前，或者上网，或者打电脑游戏，直到妻子提醒他应该睡觉了。钱先生从事的是文职工作，在单位也是一整天坐在椅子里处理文件，其懒还表现在他在性事中没有活力。为此，夫妻之间性生活越来越少。

钱先生因为懒而影响到性生活，其根本原因在于缺乏体育锻炼。缺乏锻炼的男性常会出现消化不良、没有活力、过度疲劳等症状，从而影响性健康。事实上，性功能是与个人整体健康有关的。如果通过运动锻炼提高个人健康水平，性功能也会因此而得到提高。

良好的血液循环对于性功能非常重要。运动锻炼可以增强心血管系统的活力，促进血液循环。相反，吸烟、酗酒等对心血管系统有害，所以也影响性功能。运动锻炼还可以增加性欲望。从心理的角度讲，经常锻炼的人自我感觉要更好，也认为自己外形更吸引妻子，对性生活的满意度也更高。

美国研究人员曾对31000名成年男性进行过调查，结果发现，那些经常运动锻炼的人发生ED的危险要比不锻炼的人低30%。另外，对于肥胖的ED患者来说，体育锻炼具有治疗疾病的作用。

另一项研究中，78位男性每天锻炼60分钟，运动属于强度中等，每星期锻炼3~4次。9个月后，他们的性生活时间比以前延长，性满意度也比以前提高了。相比之下，有17位男性每天只是通过慢步走的方式进行温和锻炼，发现这么运动对性功能并无太多提高。

【特别提醒】

♁有医学机构推荐每天至少要进行中等强度锻炼30分钟，一星期至少要有5天进行锻炼。每次锻炼的强度可以通过心率来观察，心率不要超过170减去年龄所得的数值，以免强度过大。

♁要选择自己喜欢的锻炼方式，不必选择让人感到难以接受的锻炼方式。可以选择有氧锻炼，如快走、跑步、游泳等。也可以选择身体灵活性的锻炼（如伸展运动）和力量训练等。可以几种锻炼方式交替进行，那样就不会感到枯燥乏味。

♁干较大强度的家务活也可以作为锻炼方式。

♁一开始锻炼强度不宜过大，时间也不宜很长。锻炼的强度和时间要逐步增加，如果一开始就大量长时间锻炼，可能头几天热情很高，但可能不太持久。

♁找一个方便的时间和地点进行锻炼。尽量养成习惯，但是也要注意灵活调整。如果错过了一次锻炼，要设法在其他时间补上。

♁可找妻子或亲友一起锻炼，那样可以互相监督，也能让锻炼更有趣些。

♁把锻炼的情况记录在本子上。过一段时间回顾一下，如果自己能坚持锻炼，要奖励一下自己。

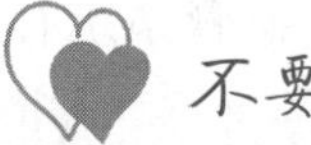

不要憋尿，但要多喝水

费先生无意中在性生活时发现，自己憋尿后，阴茎勃起会好一些，性生活的质量也会有所提高。他觉得可能憋尿反而有助于性功能，于是，平时即使需要上厕所，他也会尽量忍一忍。但最近一段时间，他却发现自己排尿有时候感觉无力。到医院检查，医生说他患有前列腺炎，并告诉他憋尿对前列腺健康非常不利。

一些像费先生这样的男性发现，在适当憋尿后，性生活质量会比平时状况稍好。那么，适当憋尿是否有助于提高性生活质量？可能由于尿液充盈对膀胱有一定的刺激作用，或憋尿会刺激阴茎勃起神经，从而更容易产生兴奋感。但这么做得不偿失。长期憋尿对人体有很大危害，可引起尿路感染、膀胱炎、前列腺炎，引造成小便疼痛、尿频或尿不干净等问题。

不憋尿并不意味着要少喝水。相反，医学实践发现，不爱喝水也会导致男性生殖问题。虽然科学家还没有完全弄清缺水究竟是如何具体影响男性生殖健康，但是事实表明喝水会让男性生殖能力更佳一些。

【特别提醒】

♂不要在性生活之前憋尿，应该排空尿液后，再行性生活。

♂患有前列腺增生、尿路感染、神经性膀胱炎的人平时千万不要憋尿，也不要尝试通过憋尿的方式“提高性功能”。

♂不要为憋尿找理由，即使不管工作再忙。如果产生尿意，就应该上厕所，不要拖延。

♂每天要饮 2000 毫升水。多吃水果，以补充水分。

♂不要把咖啡当水喝，有研究表明咖啡并不利于性健康。

♂研究发现，养成定时喝水的习惯有助于多喝水。比如，每天一起床喝一大杯水，坐下来工作时喝一杯水，边看电视边喝一杯水，等等。

洁身自好，坚持使用安全套

肖先生是一家公司的经理，平时应酬很多。为了给公司带来更多的生意，有时不得不陪客户到夜总会等场所去。肖先生知道安全套可以预防性病，所以即使与卖淫女发生性关系，他总是记得使用安全套。但有一次，他在发生性关系前，却无意中发现口袋中的安全套“不翼而飞”了。原来，他出来的时间走得急，忘记带上安全套了。迫于情势，他冒险与卖淫女发生了性关系。不巧的是，一个月后，他的阴部出现红色的溃疡灶。经医院检查，他患了梅毒。

很多男性非常想知道增加性功能的方法，甚至为此而服用性保健品，但却常常忽视非常基本的保健措施：避免感染性病。显而易见，感染性病对男性性健康的影响非常大。一些性病反复发作，给患者身心造成很大的伤害。一些性病如果治疗不及时、不彻底，可能导致性病的扩散，如性病后前列腺炎等。很多性病病原体都可能对生殖系统的健康构成较为严重的威胁。患性病对夫妻正常性生活的影响更是不言而喻。

【特别提醒】

♂洁身自好。

♂坚持使用安全套。注意每一次都要使用，而且要保证每一次的使用方法正确。

♂患性病后要积极治疗，建议不要害怕，大胆去大医院的皮肤性病科诊治，以得到正规治疗。要权衡一下面子与健康哪个更重要。

♂一些男性因为不洁性生活而感染病原体，而少数男性可因为包皮过长而形成包皮垢引起感染。建议这些男性注意清洗局部，保持卫生清洁。

3. 增大阴茎，男士们在生活中能做些什么

虽然许多性医学专家和男科医生都认为，阴茎的大小和粗细对于夫妻双方的性感受来说并不十分重要，但大部分的男人还是很希望自己能有个壮硕的阴茎。其实，由于几乎每个男人的阴茎都是受到先天遗传因素所决定的，打从娘胎时就已经确定了大小尺寸，后天的作为实在难以有让人艳羡的效果，社会上许多宣称可以使阴茎增大的器具或药物蒙骗人的成分居多，效果都是微乎其微。

不过，确有一些没有害处的家庭内的自我增大阴茎的方法，既简便又无“副作用”，男士们不妨一试。

（1）肥胖的男人要减肥：肥胖者，尤其是具有大肚腩的男人，由于耻骨前的皮下脂肪过于堆积，使得阴茎的绝大部分都“深陷”在肚子里，在外观上看到的阴茎就显得又小又短了，医学上称之为“隐匿阴茎”；肥胖还可以增加雌激素

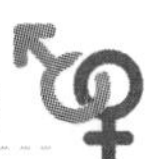

的蓄积作用，因而对抗了男人的雄激素作用，使得阴茎的勃起不坚挺，让男人的“雄”风难以尽情发挥和展现。

（2）不要限制阴茎的活动空间：一些爱美的青少年经常喜欢穿体形裤、牛仔裤和紧身内裤，这会让你的阴茎茁壮成长受到空间上的阻碍；还可以因为局部的高温而影响了睾丸的发育和雄激素的分泌，从而更加不利于阴茎的发育。宽松的衣裤和内裤则可以让阴茎发育有充分施展的空间，而裸睡则可以让阴茎得到最充分的发挥空间，可以让阴茎在夜间的自我“锻炼”（夜间频繁的勃起现象）不受限制，这对于处在发育阶段的青少年更加重要。

（3）适当锻炼你的阴茎肌肉：全身运动可以增强所有的肌肉功能，当然也具有增进阴茎肌肉功能的作用，尤其是跳跃运动，如举重训练、打篮球、跳绳、弹簧蹦床、跑步都是不错的运动。最直接效果最强的运动还是直接“活动”阴茎肌肉的运动，例如提肛运动简单易行，能在任何场合进行，可以直接有效地促进阴茎勃起肌肉的锻炼。

但是，阴茎是由弹力纤维和平滑肌纤维等结缔组织组成，所以各种机械性或手法刺激（如负压抽吸或按摩）都不会产生在横纹肌上（四肢、胸、臀等处）很容易达到的增生反应；负压吸引或手法按摩等造成的暂时性阴茎增粗，也不是真正意义上的增大，只是阴茎海绵体内血液充盈过多所致，若操作不当还会导致阴茎组织损伤或皮下出血，后果严重。

（4）解除包皮对阴茎的束缚：包茎、包皮过长，尤其是包皮比较紧张的“紧缩型”包茎，以及反复发生包皮阴茎头炎并有粘连者，可以严重地限制阴茎的发育，应该尽早去除之，最好在青春发育阶段进行。许多在成年后治疗的包皮过长和包茎患者会发现，自己的阴茎头又细又小，与那些有着充裕发育空间的男人阴茎相比，相差太悬殊了。

（5）让你的阴茎从“荒草丛”中脱颖而出：有些成年男人，由于体毛（尤其是阴毛）过重，使得阴茎在厚密的阴毛丛中显得瘦小孤单，此时适当地修剪阴毛，尤其是对靠近阴茎根部和生长在阴茎上的阴毛要相对地多去掉一些，阴茎就会有“脱颖而出”的感觉，外观上也就显得壮硕多了。

（6）适时、适量地补充雄性激素：雄激素是男人性器官发育的启动因素和决定因素，对于确实存在严重的雄激素水平低下的青少年，例如先天性小睾丸者、垂体性侏儒、克氏综合征（性染色体疾病）等，此时正处在阴茎发育的“关键”时期，根据体内雄激素缺乏程度，在专科医生指导下，可以进行激素补充治疗，以使阴茎发育获得必要的“雨露”滋润，不至于延误其快速生长发育阶段。否则，一旦耽误了宝贵的治疗“季节”，待成年后再补充相应的药物，恐怕就不会有什么明显的效果了。但是，对于激素水平处于正常范围内的绝大多数男人来说，私自服用性激素或其他类的壮阳药，不仅难以达到阴茎的延长增粗目的，还会给服用者带来比较严重的副作用。

以上提到的方法经临床医生指导，确实有一定的功效，即或无法达到真正延长增粗阴茎的目的，但无害也绝无副作用，还可以满足男人的心理欲望，解除其焦虑的心理负担。然而，近年来一些医疗广告大肆吹嘘手术让阴茎增长增粗，说什么让男人的性功能有“突破性”提高，让不少对自己阴茎不甚满意的男士为之心动，不惜拿自己健康的身体去挨一刀。

那么，到底有没有让男人的阴茎长大增粗的办法呢？男科学领域确有一种延长阴茎的手术，叫做阴茎海绵体根部缝合成形术，俗称“阴茎延长术”。手术的机制在于对阴茎的解剖位置作适当调整。正常的阴茎通过阴茎悬韧带悬吊在耻骨之下，若露在耻骨外的阴茎（即可以在外观上直接看到和感受到的阴茎部分）过短，那么在耻骨后的阴茎（摸不着看不到的部分）就相对长一些。阴茎延长术就是通过游离（切断）阴茎悬韧带，把耻骨后的两个分离的阴茎脚合并（间断缝合），并延伸到体外，达到阴茎外观增长的效果。甚至可以在进行手术过程中，采用植入“填充物”（脂肪等）的方法，使阴茎增粗。但是手术后的效果却并非能让所有男士满意，原因是患者往往对现代医学和医生抱着过高的期望。实际上，有些男人在做完阴茎延长手术后，却指称自己的阴茎不仅没有增大，反而变得更短，也更加难看了；也有的男人由于手术后的医疗问题或心理问题而诱发各种各样的性功能障碍，并因此而使得医患纠纷频繁出现。前不久，陈某在再婚前，为了能够打造“独一无二”的阴茎效果，让初婚的年轻妻子对自己比较满意，而偷偷地做了“阴茎延长增粗”手术。出乎意料的是，一个在医生认为“非

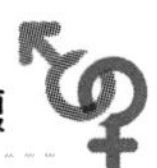

常成功”的手术（阴茎真的比手术以前长了，也没有任何明显的负损伤），却没能让患者获得满意的效果。为此，陈某将医生和医院都推向了法庭……

在现实生活中，真正由于医疗需要而进行阴茎延长的男人非常少见，主要包括先天性小阴茎者以及内分泌失调造成的小阴茎且药物治疗失败者。实际上，即使是比较少见的小阴茎者也并非完全接受了阴茎延长手术，有些小阴茎者的阴茎延长术也是在进行其他生殖器官矫形等手术时“捎带脚”完成的，这主要是受到社会和心理等多种因素所影响的结果。值得注意的是，如何界定小阴茎是在群众中产生认识混乱的重要根源。阴茎在疲软状态下的长度变化是巨大的，而绝大多数成年男人的阴茎在充分勃起后（功能状态下）的真实长度差别却并不十分显著，专业人士在测量阴茎的实际长度时也是将阴茎充分拉直（相当于充分勃起时的长度）情况下进行的，如果成年男人此时的阴茎长度不到 8 厘米，才确诊为小阴茎。而在阴茎疲软状态下获得的阴茎尺寸是不算数的。由于阴茎延长手术本身具有美容整形的作用，接受这项手术的绝大多数男人并不是真正意义上的小阴茎患者，而是出于“美容”和“功能”方面的考虑。所以，绝大多数进行阴茎延长手术的男人是自愿地接受本没有十分必要的“一刀”。

目前“阴茎延长手术”的“火爆”与手术后实际效果的差别还在于有些医疗实体往往缺乏实践经验，只是为了经济目的而经营，商业炒作的味道十分浓厚。所以，在此真心奉劝一句：如无明显不适，且阴茎能正常勃起，有满意的性生活，阴茎大小也不至于太“难为情”的情况下，就不必做这种手术。实际上，我们没有必要太在意别人如何看待自己的阴茎大小，只要它的功能正常，只要自己的爱人能够接受自己，对自己的性能力满意，那就足够了。

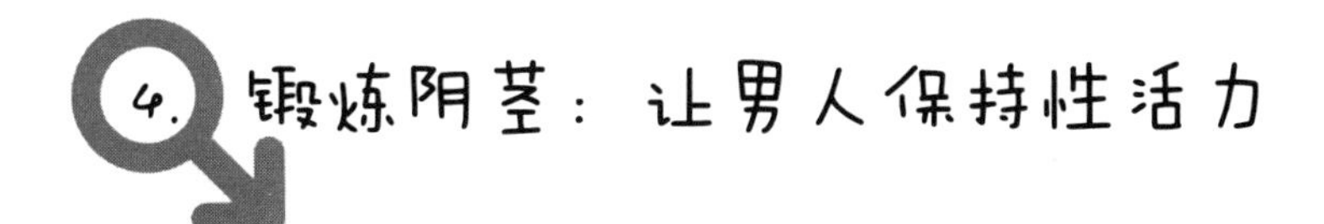

4. 锻炼阴茎：让男人保持性活力

经常参加体育锻炼有助于改善男性性能力广为人知，但鲜为人知的是直接锻炼阴茎提高性能力的效果可能更好、更直接。我国自古便有阴茎锻炼的理论和实践，有人借鉴祖国医学的强肾功法，专门制定了一套能够改善男子性能力的阴茎锻炼操，据称功效卓著。现代阴茎锻炼操的技法更是层出不穷，归根结底是为了强健阴茎的功能和结构，让勃起神经与组织变得更健康，增加性交时的敏感度与感受。锻炼阴茎的诸多技法包括：

（1）最基本方式：阴茎指压法。无论是在疲软状态，还是在半勃起和充分勃起状态，反复持久地用手指抓捏（握紧、放松）阴茎的“阴茎指压法”按摩，可增强阴茎神经和血管等的活力，有效地提高性能力。与自慰不同的是，自慰是以达到射精和高潮为目的，而阴茎指压法是为了锻炼阴茎，时间相对较长，且不必伴有射精和高潮。抓捏阴茎可以自己完成，也可由性伙伴配合完成，作为性交前性爱抚的环节还可以助“性”。

（2）最享受方式：利用淋浴“按摩”阴茎。用喷头将温水淋至阴茎前端和根部（可翻开包皮露出阴茎头）周围，数十次较强的水压对穴位进行集中热水流按摩，可直接活跃支持勃起的韧带和神经。冷热水交替局部淋浴的锻炼效果更佳，但不适用于年老体弱者。

（3）最简单方式：提肛运动。坚持做提肛运动可活跃协同阴茎勃起的盆底肌肉和韧带强度，还可以改善会阴部的血液循环。

（4）最持久方式：性交。人类的许多功能都具有用进废退特点，男人的性功能也不例外，性交理所当然地成为众多男人坚持最久的阴茎锻炼方式，性功能障碍患者还可以借助于助“性”药品和器械来完成这种锻炼。

为了改善性能力而锻炼阴茎本无可厚非，但这项运动需要掌握一些技巧和注意事项，以免让增进“性”福的行为招致不“性”。阴茎锻炼最好每日一次，每次持续几分钟至十几分钟即可，量力而行，养成天长地久的习惯远比偶尔为之更具成效。如果锻炼时间过长，刺激强度过大，反而会使支持勃起的肌肉和神经都相当疲劳，“过犹不及”只能适得其反，甚至遭遇阴茎损伤的尴尬。

5. 日常生活中男性应该如何保护精子不受伤害

环境和生活中的许多不良因素可以破坏睾丸制造精子的能力。许多时候，男性对自己睾丸损伤是要怪他们自己，是咎由自取。睾丸是男性的生命之源，但却没有得到充分的关照，被安排在了人体的外表面，成了一个“不设防”的堡垒，脆弱而容易受到伤害。所以，应该加强对“弹丸”之地的重视，防患于未然。

在生活中对男性精子有不良影响的常见病因如下：

（1）桑拿浴和紧身裤：洗澡是清洁卫生、消除疲劳的手段，甚至某些特殊的洗澡，例如温泉浴可以治疗痔疮、皮肤病等，是自然疗法之一。桑拿浴让男性有了更充分的享乐味道，然而过分的“享乐”也带来了悲哀，桑拿浴破坏掉了阴囊的保温和温度调节功能，使得脆弱的睾丸制造精子过程和精子发育成熟过程都遭遇不幸，并最终可能“洗”掉了男性的后代。因此在此提出：要享受，洗桑拿；要孩子，洗淋浴。紧身内裤与桑拿浴有着“异曲同工”的效果，也可以干扰阴囊的正常调温“工作”，使睾丸温度增高。

（2）大量吸烟和酗酒：吸烟可以造成精子的畸形、密度减少、活动能力低下，因而吸烟者制造的精子多为残次品，即或侥幸成功地使妻子怀孕，生育的孩子可能也会受到各种影响而质量不高，而戒烟确实可以改善精液质量。

酒精可以严重地伤害到男性的“命根子”，并且使其制造出来的精子数量减少和活动能力降低。如果你还没有生育，请为了自己能够有后代以及后代的身体健康而戒酒，或者严重节制饮酒的次数和量，切不可为了自己的癖好而干扰了精子的“健康”。

（3）经常服用药物：睾丸十分脆弱敏感，对于来自全身血液内的有害物质，又没有办法选择“拒绝”，只好听任主人给予的任何东西，包括有营养的，也包括有害的。药物就是有害的东西。有许多药物可以伤害男性的“命根子”。

（4）长期接触重金属、毒害物质、放射线污染的环境：有个别地区居住的男性，精液内可以化验出较高水平的重金属元素，仔细追查与附近的工厂有关。环境污染最不容易引起人们的重视，也最不容易防范和改善。要增强主人翁意识，主动参与周围环境的综合治理，对造成环境污染的工厂和车间要进行主动监督，或者向上级部门反映情况。家庭装饰装修中的有害物质，如甲醛、二甲苯、大理石释放的超标射线等可以严重地危害人体健康，尤其是男性的性腺伤害，因此号召选择绿色建材进行科学装修。有报道，我国由于装修而引起的疾病已经达到65万人，如血小板减少性紫癜、再生障碍性贫血、白血病等。

（5）来自于工作和生活中的精神压力和全身性疾病均不利于男性的健康：压力可能通过改变大脑内下丘脑和垂体的激素分泌而影响男性生育，可以影响精子细胞的生成。大手术、高热、严重感染或急慢性疾病也属于一种重要的躯体压力，精子恢复到正常的“工作状态”往往需要3～6个月。

6. 规律性生活可防前列腺癌

前列腺癌是中老年男性常见疾病，是美国最常诊断的肿瘤，估计全球每年会出现23.2万新增病例，有22.1万人死于前列腺癌。前列腺癌在2000年世界肿瘤排行榜上高居第三位，发病率有逐渐增加的趋势，我国中老年男性前列腺癌的发病率也逐年上升，但治疗方法有限，对于高度恶性和转移癌多数疗效不佳，尤其是医学上对激素非依赖性前列腺癌尚无有效办法。看来，前列腺癌对人类健康的威胁越来越大。因此，学者们更加关注对前列腺癌的病因学研究，努力探索其众多的危险因素，但仍然知之甚少。

目前认为前列腺癌的主要危险因素包括年龄、种族、家族前列腺疾病史等，而不良饮食习惯和生活方式与前列腺癌的关系也备受关注。长期大量使用壮阳剂

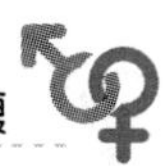

会扰乱人体内激素的自然平衡，酗酒、辛辣饮食、憋尿、纵欲过度以及其他许多不良的生活习惯均可能成为诱发前列腺疾病的危险因素。

新近的一项研究发现，若最初射精年龄在15岁以下，性生活初始年龄不满24岁，婚龄在40年以上，平均每个月性生活的次数超过12次，到40~50岁以后发生前列腺癌的概率增加。结果表明，初次性生活较早、次数过频者，将增加前列腺癌的发病率。对此，也有不同的看法。美国近日公布了一项对29342位健康男性的8年跟踪调查结果：受访者平均每月射精4~7次，射精次数高于这个数字的人，并没有增加患前列腺癌的风险。由此看来，性生活频率与前列腺癌发病率的关系，也不能一概而论，还有年龄因素参与。

传统医学最重视的就是养生，而养生的窍门在于走中庸之道，任何极端的行为方式都将损害人体健康，甚至招致恶性疾病，例如前面提到的过早、过频的性生活可能对前列腺不利。而严格节制性生活也未见得对男性有利。因此，建议在日常生活中要养成良好的生活习惯，可以保护大家健康地走过人生旅途。

将这些在日常生活中看起来似乎微不足道的小事情与臭名昭著的前列腺癌相提并论，并不是为了要恐吓读者，只是希望能够引起公众的足够认识，在日常生活中培养良好的生活方式，不仅可以预防前列腺癌，还可以对其他许多与生活方式相关的慢性疾病的预防和康复有益，例如高血压、糖尿病、高血脂等。青少年正是身体发育的冲刺阶段，应该把宝贵的时间和精力更多地用于学知识、学本领中，而不要过早地沉迷于性生活，可以起到一举多得的目的。一旦我们拥有了诸多不良的生活习惯，也就等于我们在滥用自己的身体，我们的脏器发出抗议是理所当然的事情，最严重的抗议自己是器官出现病变，例如前列腺癌。

7. 长时间节制性生活可以增加生育机会吗

有些男人，由于不生育而苦恼。通过科学普及知识等多种途径也了解到了女人每个月只有一个卵子排放，自己可能在30天的时间里仅有1~2次机会使妻子怀孕。经过一番“深思熟虑”后，觉得自己的不生育可能与没有把握好机会有关，没有“将好钢用在刀刃上”，平时进行的性生活白白地浪费了精力和体力，尤其是浪费了生育的重要“弹药”（精子）。并因此而选择长期禁止性生活（图6），而在妻子排卵阶段来“集中优势兵力”，攻克女性的堡垒。

这种朴素的想法可以理解，但是绝对不值得提倡，甚至应该坚决纠正。

从睾丸制造的精子将源源不断地输送到附睾、输精管、精囊等部位，并且要经历继续完善过程和为了使卵子受精而准备的获能。如果长时间不同房，精液不能规律地排出到体外，在生殖道的各个部位都可以不断地有精子的“阵亡”，所以长时间不同房也不会使精子的数量显著增加，即使侥幸存活下来的精子也已经严重地老化，功能当然要大打折扣了，这样的精液状态怎么还敢奢望能够将卵子“拿下”呢。

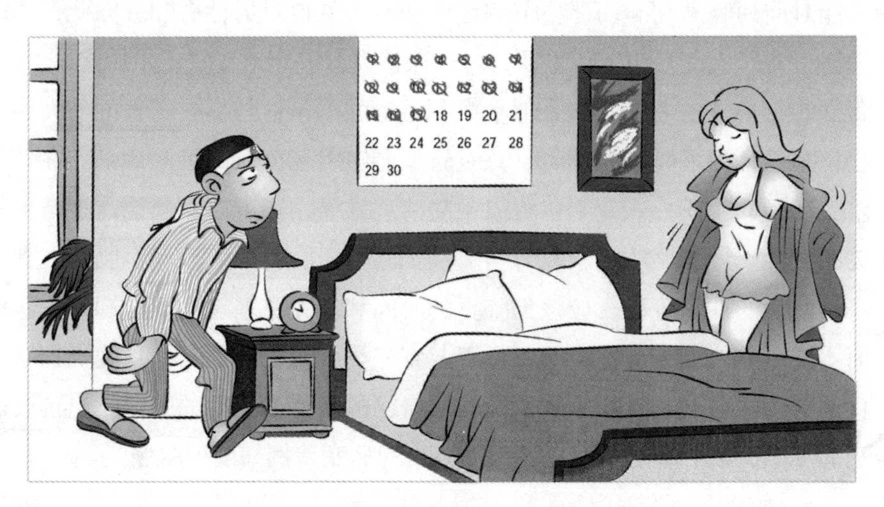

图6　长时间节制性生活不能增加生育机会

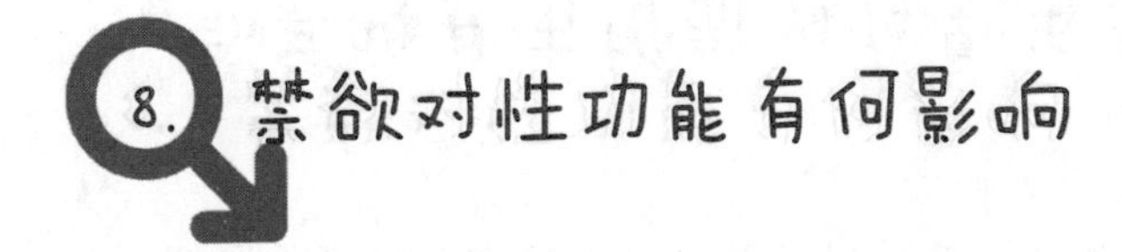

8. 禁欲对性功能有何影响

男人到底有多少精液可以用来“挥霍”，这是一个大问题。一些男人认为，

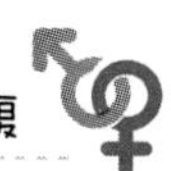

坚持禁欲，可以保留住男人最宝贵的东西，似乎祖国的某些宗教理念也是这种观点；而另外一些人则认为应该尽情挥霍激情，以免过这个村没有这个店了。到底是何种说法有道理，各执一词。

门诊曾经遇到一个很奇葩的患者，尽管已经年近六旬，但是还一直没有结婚，并且声称要把自己最为宝贵的精子留待新婚的洞房花烛之夜。然而来求医的原因确实要检查一下生育能力，看看自己的能力到底如何，却又拒绝检验精液，理由是要把珍贵的“第一次”留给自己的心爱的女人（尽管到求医的时候还没有未婚妻）。

人类大脑是掌握情欲的关键，当欲念在脑海里逐渐发酵时，这种刺激会经由丘脑下部转到脑下垂体，让人体产生想要付诸于“性”的冲动，男性也会因而对阴茎发出“勃起”的指令。男性阴茎的海绵体富含平滑肌，如果长时间没有勃起充血，这些平滑肌就会逐渐地退化，进而影响到海绵体的充血功能。若是长期刻意地压抑欲望，人体会对以上的刺激模式产生陌生与疏离感，久而久之，阴茎在缺乏锻炼的情况下，运动神经也会变得迟钝，甚至退化。

正常的男性若是长时间禁欲，首先会对心理层面产生冲击，造成负面的影响，进而引发性功能障碍。自发性的性欲是一种自然的生理反应，就不要过度压抑这一本能。已婚男女或是有固定性伴侣者，性欲有正常宣泄的渠道；但是单身或是配偶长期无法进行性生活的男性，建议不妨在性欲高涨难耐时，用自慰的方法解决。毕竟，男人的性功能除了需要养精蓄锐的特点之外，还具有用进废退的特点。一味地禁欲，并不利于性能力的正常发挥。

9. 如何把握性生活的频度

田边地头，茶余饭后，成年男子经常谈论自己或他人的性生活，主题又常常是性生活的频度，男人们之间形成了一种舆论，似乎性生活次数越多，这个男人就越合格，越有阳刚之气，他的妻子也就越满意、越幸福；反过来，性生活次数较少的丈夫被说成是没用的男人，被认为是“不够男人气”。可见，男人对性生活的频度非常重视。

性生活的频度由谁来决定

性生活的频度主要由年龄因素和生理状况所决定的。

成年后随着年龄的增加，男人的各种功能都将逐渐减退，性功能也不例外，这是自然规律，男人的性生活频度也将逐渐下降。有人分析了相关的资料后发现，30 ~ 34 岁的男人每周的平均性生活 2.2 次，以后逐年减少，到 60 ~ 64 岁时的每周性生活次数平均仅 0.7 次。所以，根据年龄的变化，一般推荐性生活的频度为：①新婚阶段：每周 3 ~ 5 次或更多；②青壮年期：每周 2 ~ 3 次；③ 40 ~ 50 岁：每周 1 ~ 2 次；④ 50 ~ 60 岁：每月 2 ~ 3 次；⑤ 60 ~ 70 岁：每月 1 ~ 2 次；⑥ 70 ~ 80 岁：每 1 ~ 2 月 1 次；⑦ 80 岁以上，每 1 ~ 6 个月 1 次。

除了年龄因素外，影响性生活频度的因素还有很多，例如身体健康状况、营养状况、生活习惯、心理状态、夫妻感情、文化教育程度、居住条件、自然环境等。所以，现代医学认为，性生活频度没有一定的标准数据，凡事不能一概而论，个体之间存在着明显的差异，男人的性生活频度还是应该根据个体情况和“性”趣来决定。

过度纵欲有害

有些男人将性交次数看作是显示男人力量和尊严的象征；个别男人容易放纵自己，沉湎于频繁的性生活中不能自拔；也有的男人只是为了单方面地迎合和全力满足妻子的性要求。因此，这些男人极其容易过分强化自己的性意识，企图在最短的时间内再度勃起，用意志的力量支撑疲惫不堪的身体进行性生活，无疑对身心健康有很大的危害，是不值得提倡的。

盲目地推崇性生活高频度的结果还让男人无形中加重心理负担，一旦年龄较大，或偶然遇到特殊情况而不能保持自己所认同的高频率性交，就会怀疑自己患了各种各样性功能障碍，并因此顾虑对不起妻子，甚至会对自己的整个人格和人生目标产生怀疑或失望。

严格禁欲也不可取

与纵欲形成鲜明对比的是严格禁欲。有些男人，甚至可以是年轻人，在性交后一旦出现腰酸背痛，就担心性生活频度可能过多了，从而给精神心理带来许多不良影响，并因此而严格限制性交频度，还可能给和谐美满的夫妻感情带来一些不必要的误解和麻烦。个别人则坚信依靠禁欲来养生并完全回避性交。

实际上，严格禁欲的危害并不比纵欲小。禁欲后局部的胀满感不能得到及时有效的宣泄，久而久之会加重局部的充血水肿，对男人的前列腺、精囊和盆底肌肉的功能十分不利。长期禁欲还会因“用进废退”的关系而影响性欲和性功能，最终容易发生性欲低下和各种性功能障碍，并进而影响夫妻感情。

把握一个恰当的“度”

频度合适的性交会给你的生活带来巨大的愉悦，并焕发出最大的工作热情和最佳的工作效率。所以，把握一个恰当的性交频度十分重要。

判断你的性生活频度是否在一个合适的频度，可以根据自己在进行性生活后不出现明显的疲劳、精神萎靡、腰膝酸软和全身乏力为度，并不应该影响到正常的工作和学习。如果性交后出现无精打采、头晕、腰酸腿软、心跳气短或食欲缺乏等，则可能提示性生活过度，就应当有所节制，适当地控制房事的次数和强度。例如在性生活过程中的抽动频度和幅度应该减少一点，调整一种不“费力”的性生活体位也可有所缓解，不要刻意地拖延性交过程和射精时间。男人的性生活实践也早已证明了并非“多多益善”，多数的丈夫在亲身的性生活体验中，渐渐地发现自己的性需求实际上悄悄地变化了，从需要高频次转为寻求高质量，希

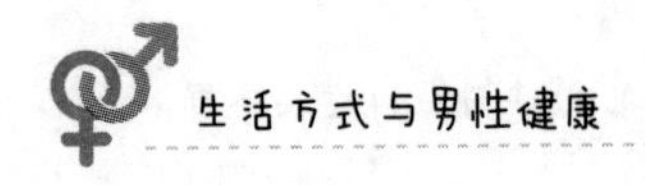

望获得更深切的情感交流和体验。

10. 避孕套让我家免于绝后

36岁的赵先生结婚5年了，膝下仍然没有一男半女，本来就已经属于晚婚了，一直也没有孩子，让他们夫妻很难过也很尴尬，亲朋好友常常会善意地询问此事，更让他们烦恼不堪。不得已的情况下，夫妻同时接受了不生育的检查。检查结果发现，除了妻子血液内有抗精子抗体外，双方一切正常。赵先生一再询问是否要开一些药来治疗妻子的异常情况？医生却没有开任何药物，而仅让他们回家选择性生活过程中戴避孕套，并一定要坚持半年，半年后再来诊，监测妻子的排卵。半年后，在准确查到妻子的排卵日，医生让他们回家过性生活，并解除避孕措施。半个月后，妻子的月经没有按月准时出现。一个月后，化验尿液，出现了可喜的“两道线”，妻子怀孕了（图7）。

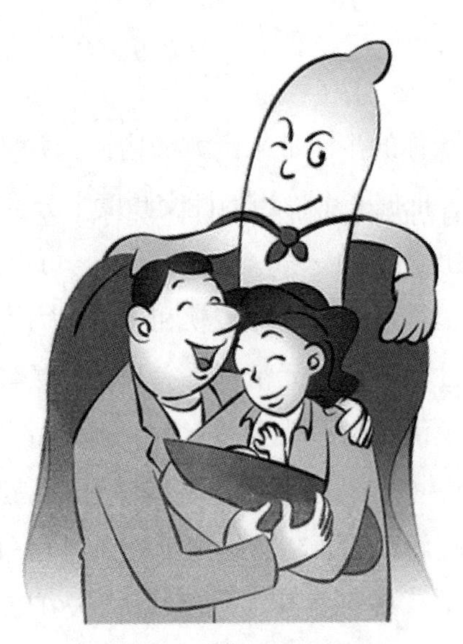

图7　避孕套与生育

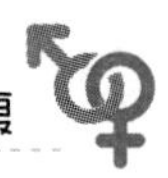

赵先生夫妻的不生育是由于妻子体内出现了抗精子的抗体，在男子的精液射入到女性的阴道内时，可以杀死或者明显抑制精子的活动和受精能力，因而造成了不生育。它的产生原因与女性的生殖道损伤、炎症等有关，而精液内精子对女性的刺激是直接原因。只要不让女性接触到精子，经过一段时间后，产生的抗精子抗体会逐渐地减少，最后消失，因而可以恢复生育能力，医学上称之为“脱敏疗法”。降低抗精子抗体的方法很多，例如可以服用糖皮质激素类药物，快速降低或抑制机体的免疫反应，还可以应用中药等，但是由于这种抗体的产生机制还没有完全清楚，理论上治疗抗精子抗体的办法也不能完全奏效，治疗结果还要看个人的“运气”。此外，应用药物将会影响到身体的很多方面，还可能给怀孕后的胚胎带来一些不良影响，而戴避孕套不仅不需要花很多钱，还简单有效，是治疗女性抗精子抗体不育的好方法，值得首先选用。

如果男人体内也存在这种精子的“自杀”性抗体，那就更是雪上加霜了，对精子的打击可想而知。治疗上首先选择针对病因的治疗，例如消除感染、治疗局部的损伤性因素等。对于没有明显原因的患者，可以考虑采用抗氧化作用的维生素 C 和维生素 E，并可以采取糖皮质激素类药物短期治疗，但是效果如何，也一样要看患者的“运气”。

无论是男人，还是女人，由于病因明确的单纯抗精子抗体阳性造成的不育，经过常规治疗没有获得“运气”的，可以考虑实验室技术，例如对精子的体外洗涤技术可以将绝大多数的精浆内的抗精子抗体洗掉。或者可以直接考虑试管婴儿技术，将一个精子注射到女性的卵泡内，达到直接受精（体外育“苗”）的目的，解决生育问题。

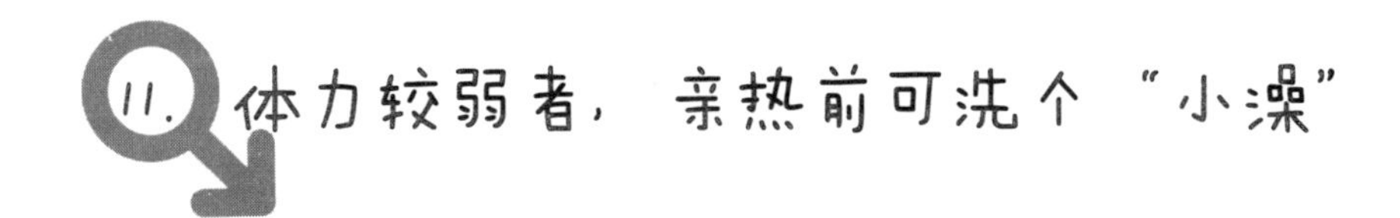

11. 体力较弱者，亲热前可洗个“小澡”

房事前痛痛快快洗个热水澡，是大多数夫妻的良好生活习惯，这一方面是出于卫生考虑，另一方面甚至在某种程度上可能有助“性”的作用，因此血液循环加快可能促进人的性欲。例如洗澡时肌肉关节的活动、温热水对皮肤毛发的刺激、去除污垢后的清爽，尤其是洗涤用品带来的清新和芬芳的感觉都会激发激情男女的性情。如果能够夫妻同浴，则更加妙不可言，彼此对对方身体的全貌欣赏和触摸将会让“性”情发挥得淋漓尽致。这些均也是很多人喜欢在性爱前洗澡甚至夫妻同浴的一个重要原因。

但是，在某些情况下却不支持房事前洗热水澡的习惯，特别是对于那些体力较弱的人群，反而可能影响性爱质量。

有人认为，人体自然而特有的体味，能够刺激人产生性欲，提高性兴奋的程度。例如据记载，拿破仑在与皇后约瑟芬亲热前，因为迷恋她的体味，总会派人提前告诉她先不要忙着洗澡。因此认为，房事前洗澡可能败“性”，不值得提倡。

从医学角度看，洗澡对体能的消耗其实比较大，洗澡后随即行房，可能会影响性生活的质量。和过性生活一样，洗澡也会加速人体的血液循环。人体对血流量有自动的调节功能，哪个器官工作忙就会向其“调动”一些血液。洗澡后，温度和摩擦使血液向皮肤流动，并停留一段时间，这时行房，性器官向皮肤“抢”血液，就会发生调配上的矛盾，性器官难以得到足够的血量供给，必然影响性生活的质量。如果体能允许，在性爱前洗个澡或是夫妻同浴激发性欲，这也并非完全不可。但即便是体力较好的人，也不建议性生活前洗澡，性爱本来就是一件消耗体能事，如果在性爱前洗澡，肯定就加大了体能的消耗，这反而可能影响性爱的质量。也许青壮年人还不大理会这个现象和其中的道理，但是对于中老年人以及那些身体条件较差的人则不然，性生活前洗澡可能就会成为一种负担。对于他们来说，性生活前偶尔痛痛快快洗热水澡一两次倒也无妨，倘若长期如此，体内血液循环总处在失衡状态下，不但影响性功能，还会使心、脑的血液供应相对不足，容易产生头晕、心悸、乏力的感觉，甚至发生昏厥。

既然洗澡可以降低性生活的质量，是不是就可以忽略这个习惯呢？实际上，男女“下体”隐藏在衣裤之中，少见阳光，正是细菌、病毒生存繁衍的场所。常见的阴道炎、阴茎头炎、淋病等的传播，都和性生活时性器官不洁有关。因此，清洁此

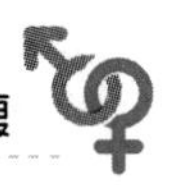

处的卫生是非常必要的，无论是在性交前还是性交后都应该进行局部的清洁卫生。性交前清洁可以避免将自身的脏东西或病原体带入到对方的体内，保护对方；性交后清洁可以避免将对方的脏东西或病原体带入到自己的体内，保护自己。

那么，应该怎样做才能既保持清洁卫生又能“性趣”盎然呢？可以采用下面的两个小窍门来平衡两个极端的矛盾：①洗小澡讲卫生：即仅对生殖器官及其周围局部进行必要的清洁，以简单的局部清洗来代替洗澡。应注意，清洗后不要用换下来的内衣擦拭性器官，同时认真用洗手液洗手。②歇一会儿助“性”趣：可以将洗澡的时间适当提前，在淋漓尽致地洗澡后，最好先休息半小时，可以稍事休息或睡眠，洗澡后因为体力消耗较大，人比较容易犯困。或者夫妻间可亲昵地聊聊天，说一些对方喜欢听的话，多沟通一下，即能帮助恢复体能，又能加深彼此的感情，调节好性生活的气氛，帮助性爱升温。待到体力和皮肤血流量恢复正常时，再行房事就比较合适。

12. “冷热刺激＋情感沟通”给力男人

在我接到的一封读者来信中写道：“我今年 30 多岁，结婚已好几年，夫妻关系和谐。但妻子对性方面的要求比较高，我感觉自己的性功能状况没有以前好了。最近，我听一位朋友说，通过冷热水浴交替的方法，可以增强性功能。说这样可以锻炼和刺激血液循环，对提高性能力大有帮助。他还举了几个成功的例子。我听后半信半疑。请问专家，这种方法到底是否可信？使用这种方法时应该注意哪些问题？多久才能见效？”

妻子的性要求强过男人，这种现象很普遍

从生理和性科学角度分析，男人和女人性反应能力方面的年龄差异还是很明

显的。男人性能力的最好年龄段在20岁左右，所以新婚中的男人往往都表现得很激进，而女人则表现出羞涩和被动。女人的性反应能力一般在30岁以后逐渐增强，因此有人说女人是30不“浪”40“浪”，50正在“浪”头上，60还要“浪”打“浪”，可能就是从科学角度对女人性能力的生动概括。由于传统的封建观念和礼教，使得婚初的女人往往比较含蓄和羞涩，婚后不久又忙于孕育和哺育儿女，而容易忽视性的需求和享受，许多女性潜在的性欲随着时间推移，逐渐被调动起来，在女人逐渐可以“利手利脚”的时候（大约在30岁以后），对性爱的追求变得越发强烈了，而这时男人的“战斗力”却已经今非昔比了。综合作用结果就是“妻子对性方面的要求比较高”，而男性的性能力处于相对劣势。

由此看来，男人“感觉自己的性功能状况没有以前好了”不能算是异常，更不属于疾病状态，问题就出在男女在性能力的年龄变化过程中的不均衡上了，是造物主在捉弄男人和男人的性能力，所以完全不必有任何精神心理负担。从这个角度看问题，封建社会的“童养媳”倒是更加符合人类男女间性生理的和谐搭配。

男人提高性能力，这个要求很合理

调整好心态后，男人努力要求改变自己在性生活中被动局面的要求是合理的，也应该得到理解和支持。男人的性能力主要包括勃起功能和射精功能。绝大多数男人都希望能够让自己的性生活中表现得强劲一些，能够让阴茎勃起坚挺一些、持久一些，而男人最担心的两种性功能障碍就是勃起功能障碍（俗称：阳痿）和早泄。所以，改善阴茎的勃起硬度和持续时间，成为提高性能力的标志。

实际上，改善性能力的具体方法很多，咨询者提出的“通过冷热水浴交替的方法”就是简单的“自我治疗”技巧中的一种。

依靠冷热刺激来帮助男人解决性功能障碍是有一定科学道理的，具有快速起效的特点，但其作用具有一定的个体差异，长期坚持使用可以加强疗效。

对于频繁遗精和早泄的男人，主要是阴茎的敏感度过强及大脑的控制射精能力障碍所致。可以在睡觉前或性爱前通过局部冷敷的方法来降低局部温度，使

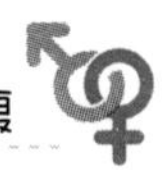

得阴茎的敏感度降低，不容易达到射精的阈值。具体方法是将毛巾放在冷水中浸泡、拧半干后，敷包于外阴部，两三分钟换一次，连续三四次。

对于勃起不坚的男性，多是性兴奋度不高，性爱前可以用局部热敷，改善阴茎海绵体的血液循环，并对血管内皮具有营养和保护作用，有助于性刺激下诱发的阴茎勃起。具体方法是将毛巾浸在50～60℃的温热水中，拧半干，敷包于外阴部，也是每次两三分钟，连续三四次。一段时间后，勃起功能会有一定程度的改善。

除了“冷热交替刺激可提升男人性功能”外，改善性能力的自我调控方法还有很多，男人们可以根据自己的喜好和习惯来选择适合于自己的其他锻炼方法。

提高性能力，别完全依靠外在方法

有些男人将性能力的康复完全依赖于外在方法，却容易忽视或缺乏情感培养与交流，值得关注。研究表明，性欲的产生更多地取决于社会家庭因素和个人生活文化背景，特别是伴侣双方的感情、性生活时的情绪、性刺激是否适当等，是潜在的“性燃料”，男女之间的亲昵温存是最有效的性兴奋剂。

为了增强性感受，必须在性敏感区给予充分的刺激才有效果。每一个男人和女人的性敏感区都不尽相同，不要因为害羞等因素而阻止了你表达自己的性感受。为了加强彼此性感受的沟通，男人可以通过语言、手势等方式告诉你的伴侣，让她知道你喜欢她如何或在哪里抚摩刺激你的敏感部位。性爱过程中，你还可以尽自己所能来让妻子兴奋和激动，女人的积极参与和性兴奋，还可以反过来强化男性的性能力和性感受，强健男人。

此外，要改变不良生活习惯，如戒烟限酒，不要在过度疲劳或患病时过性生活。还可以适当进补一些壮阳的食物，如鹿茸、仙茅、仙灵脾以及羊肉、狗肉、虾、韭菜、西红柿等。短期可（在医生指导下）用一些保健品。在经过一段时间的家庭内自我调整无效时，应找专业医生咨询和接受必要的检查，最好夫妻同治。

13. 中老年高血压患者在什么时间过性生活最好

一些患了高血压的男人，他们希望仍然能够继续享受“性”福，也希望让妻子感受到自己的能力和情爱；同时又担心高血压会给自己的身体健康、甚至生命带来危险，例如就有高血压者进行性生活有发生中风的，甚至有猝死而丧命的，因而又不太敢于冒险，这让男人进退两难。高血压男人是否能够安全享受性生活问题，还不是简单的是或不是的概念，既不是绝对禁止，也不能毫无节制，并且要根据个人的具体情况而定。

性生活过程中不仅消耗体力（耗氧量相当于登上1层楼），还伴有精神的高度紧张和情感的极度兴奋，人体会出现血流加速、心脏负荷增加、血压升高和心动过速等一系列生理反应，而血压短暂（可以维持几分钟）升高对于高血压者来说是十分不利的。所以，高血压者在进行性生活时应该格外注意，以尽量避免疾病与性生活的冲突带来的麻烦和意外。

高血压者进行性生活除了要积极地控制高血压、减少性生活频度和强度、选择合适的体位、适当应用镇静剂等外，选择合适的时间十分重要，应尽量避免选择血压的高峰阶段（上午6～10点，下午2～6点）进行性生活，而在血压相对平稳的其他时间内进行。当然，每一个人的血压变化可能存在明显的个体差异，并不一定按照统一的规律发展。

对于没有其他疾病的单纯性轻微高血压患者（血压在高血压的临界线波动），没有必要禁止性生活，并推荐在晨起时进行性生活比较合适，这是因为经过了一夜充足的睡眠，体力和精力明显恢复，情绪稳定，血压也比较平稳。选择公休日的晨起进行性生活，然后进行充分的休息，尤其适合于伴有高血压的老年男性，以及其他慢性疾病患者，如肝病、结核、肿瘤、糖尿病等。

对于合并心脑血管疾病的患者，以及血压较高的患者，性生活可能诱发心绞

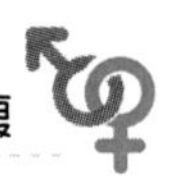

痛、心律失常、肺水肿，甚至引起中风或猝死，所以选择进行性生活应该十分谨慎。每次进行性生活之前，应该首先服用降血压药来稳定血压在安全的范围内，性交次数也应该尽量减少。由于在晨起时的内分泌系统的明显改变，特别容易发生脑血栓、心绞痛等疾病，最好在有效地控制原发疾病后，再谨慎地选择适当时机进行性生活，并将性生活时间选择在晚间为好。

对于血压持续较高，用药物难以降低，同时伴有明显的心、脑、肾并发症的患者，性生活要非常谨慎，最好暂时停止性生活，以策安全。此时，要“重性不重欲”，可以采用抚摸、手淫、亲吻、拥抱等轻缓的性行为来使夫妻双方在心理和生理上得到性满足。

高血压患者的性生活还要尽量控制情绪，避免过分激动，动作也不可以过于激烈，时间也不宜过长久，一般不要超过 20 ~ 30 分钟。同时要排除一切的不利因素，如不要在饱食后、饥饿、热水浴、酗酒后进行性生活。性生活后还应该注意休息，不要急于从事其他活动。一旦出现头晕、胸闷、胸痛、心悸、恶心、呕吐等症状，应该立即停止性生活，平卧休息，还可以服用一些急救药物，必要时可以向医疗机构紧急求救。

14. 身体患病和过度疲劳的情况下最好“回避”房事

一位中年妻子向医生抱怨她的丈夫：“自从提拔以后，我丈夫工作比较辛苦，每天下班后都要喊累。最近晚上过性生活时他常常有早泄、甚至勃起不坚的现象，而此前，他一切都很好。我劝他休息一会再行房事，但他根本不听我的劝说。这种情况是不是由于身体疲劳引起的？是不是因为他晚上太累了？要不要去看医生？这种情况下，应该把性生活的时间选择在什么时候最好呢？”类似的问题很多，都集中地反映了男人的性能力也不是随时随地可以挥洒自如的，也需要保养和调整，必要时还可能需要适当地“回避”一段时间。

现代社会的知识更新快、竞争日趋激烈、各种应酬频繁，来自于家庭和社会的各种压力让即使是最成功的男人也常常觉得活的十分辛苦。一些事业上非常成功的男人，希望通过性生活来弥补生活中对妻子的忽视和慢怠。但是男人在过度疲惫劳累的时候，应该尽量回避性生活，且不可勉为其难，否则后果会不堪设想，也难以实现对妻子的精神补偿。类似于上面反映的情况十分常见，一般不需要就医，但是如果不加重视和正确对待，时日长久甚至可以真的导致各种性功能障碍。所以，性生活时间最好选择在男人精力和体力良好时进行。善解人意的妻子知道该如何让自己的男人休养生息，在他最强盛的时候共同体验性生活的甘美。

实际上，对于身体健康的夫妻来说，何时何地选择进行性生活完全是自己的私事。通常他们会将每次性交的最适当时间安排在夜晚入睡以前，以便性交后的休息和恢复体力。有时，男人日间工作较重，身体已感疲劳，最好先小睡片刻再行性交，以免影响性交质量。此外，在患病期间、重病初愈、过度疲劳、酒醉或情绪不好时不宜过性生活，男人必须克制性欲，减少或避免性交失败。但由于疾病的种类繁多，病情轻重不一，最好能得到医生的指导。

15. 忽冷忽热的季节享受性爱时当防感冒

忽冷忽热的季节，过性生活让不少人头痛。因为盖着被子享受性爱会觉燥热，不盖又容易着凉，真是让人左右为难。

看来是季节变化给我们的生活带来了麻烦。实际上，由于性爱过程中容易出汗，出汗后很多人都会贪图凉爽，不盖被子，这种情况下很容易着凉，也有人将之称为“性爱感冒”。在季节转换的时候，人体免疫功能相对低下，而此时很多的病原体，例如病毒、细菌等都容易乘虚而入，因此更容易患病。对此，建议大家可以从以下三点进行预防：

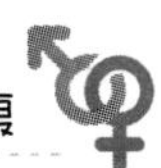

首先，衣服要“晚脱早穿”。在性爱中，可以穿着衣服享受前戏，尽量晚些脱掉。这样可以避免在身体还没热起来的时候，过早脱衣服而导致着凉。性爱结束后，不要贪图一时凉爽，而应及早穿好衣服。或是休息时盖床薄被子。

其次，保持室内温度适中。将室内温度保持在22～25℃比较合适。如果风特别大，可以关上窗户，即使感觉有些燥热，也最好别开空调。应等待身体自然降温比较理想。

最后，在保持性生活清洁卫生的同时，更加要注意保暖。性爱前后，不少人都习惯冲个澡，但在天气转凉之后，最好能用温水。一来可以防着凉，二来可以促进血液循环。在性爱前洗温水澡，还有利于营造较好的性爱心情。如果天气比较寒冷，就没必要次次都要从头洗到脚，可以换而洗“小澡”，简单清洁外生殖器官，以保持局部卫生。

16. 遗精过频也可以靠运动来部分调理

发育成熟的男性，生殖器官不断地产生精液并蓄积在输精道里，当精液量积累到一定程度无法继续囤积时，如果没有性生活或手淫，便会很容易地通过遗精方式排出体外，属于“满则溢”现象，是一种无性生活状态下的射精活动。健康未婚男性，每月有1～2次遗精足以宣泄过剩的精液，每周有1～2次遗精常非疾病所致，不必紧张，也无须治疗。据统计，未婚青壮年中约有80%～90%发生过遗精。如果遗精次数频繁，如每个月内发生4～5次以上的遗精并持续存在，或者婚后有规律的性生活者仍然频繁出现遗精，则考虑存在频繁遗精。

频繁遗精对人体的不良影响主要来自于心理上的困扰，继而才是健康受累，例如神经系统症状、性功能障碍以及许多伴发症状（腰膝酸软、头晕耳鸣、失眠健忘、消瘦乏力等），后者也多是精神心理因素所致，并非遗精本身之过。

频繁遗精需要认真对待，常用方法包括建立良好的性观念和生活制度、注意性器官卫生、每晚临睡前用冷水冲洗阴囊 2 ~ 3 分钟、治疗原发疾病等，均可降低性神经的兴奋性。由于频繁遗精的发生原因除了缺乏性知识、不良生活习惯和某些疾病等，身体虚弱导致的脏器功能失调也可以让人体控制生命活动的能力下降，包括局部肌肉协调和控制射精能力下降，从而造成频繁遗精，因此采用运动疗法对频繁遗精能够起到一定程度的治疗作用。运动功法重在坚持持久，需要每天进行，保持一定的运动量并逐渐递增，但切忌运动量过大引起过度疲劳，使得睡眠时大脑皮层抑制作用增强，失去对低级中枢的控制，也会发生遗精。具体锻炼方式包括：①半蹲站桩：挺胸塌腰，屈膝半蹲，头部挺直，两臂前平举，两膝尽力往内夹，使腿部、下腹部及臀部保持高度紧张，持续半分钟后复原；②收腹运动：仰卧位，两臂伸直在头后，然后做仰卧起坐运动锻炼腹肌和盆腔组织脏器，也可将上下肢同时上举，使双手和两足尖在腹部上空相遇，重复进行；③提肛锻炼：锻炼提肛肌可以强健射精管平滑肌的功能，有助于控制射精，收缩肛门（忍大便状）运动直接锻炼提肛肌，简单方便，可以随时进行，临睡前实施效果更好；④固精按摩功法：仰卧位，两手交叠置于肚脐，分别进行顺时针和逆时针按摩多次，然后从心口下推摩到耻骨联合处多次；坐位或直立位，取手掌相对，摩擦发热后，在腰部至骶尾骨之间上下推擦。

17. 适宜男性的性保健运动有哪些

许多男性往往认为自己身体强壮，不需要进行性保健也能保持较强的性能力，实际上这可能是一种盲目的自信。男性在进行性行为时，体力的付出是相当大的，如男女交合动作的主要力点腰、背、手臂等肢体部位扮演非常重要的角色，男性想在性行为的过程中得到顺畅及得心应手的发挥，平日要注意上述肢体部位的保健和运动功能。

想保持这些肢体部位的运动功能顺滑，闲暇时最好多做有助这些部位的针

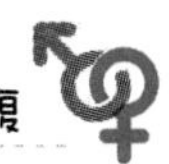

对性运动，以增进手臂及腰背支撑力，以免到时力不从心。比较推崇的运动方式如下：①俯卧舒展，面部向地面并将身体尽量伸直躺下，双臂向前伸直，头部轻微抬起，双臂尽量向前伸展及双脚尽量向后伸展，每次伸展动作维持 10 ~ 15 秒，然后慢慢放松。②猫姿伸展，即形如猫儿伸展般。首先，双臂向前伸展，手掌触地，然后将膝盖以上身体向后拉坐至臀部接触脚掌，双脚呈跪状，双膝贴地，臀部贴在脚掌上，尽量舒展手臂、膊头和背部，舒展动作维持 10 ~ 15 秒，然后慢慢放松，再重复整个动作。③曲背部掌上压，姿势近似普通掌上压，不同的是膝盖贴地。双臂稍向膊头以外支撑地面，然后双臂做弯曲伸直的掌上压动作。注意维持腰部成微弯，每次动作维持 10 秒，然后从头再做一次，但切记要按自己能力而为。

通常来讲，选择一项合适自己的体育运动方式并不难，关键的是要持之以恒，才会获得比较满意的效果。

18. 运动可以改善性冷淡

在当今的社会里，运动已经成为一种有组织、有计划的全面促进人类身心健康的最佳手段，运动还可以强化性功能、提高性欲望、增加性快感，因此运动是美好和谐性爱的增强剂，能使性生活的质量显著提高，几乎所有的健身运动都能增进房事，这对于性冷淡的女性来说尤其显得重要。

性冷淡是指女性的性反应受到抑制，难以（或完全不能）在性交过程中达到高潮，亦称性感麻痹。生活中的某些不良经验和体验会损害女性达到性高潮的能力，包括来自父母之间强烈的性冲突、不愉快的首次性交体验、夫妻间的感情不睦等，甚至丈夫的早泄也是使女性不能达到性高潮的常见原因。

对于患有性冷淡的女性来说，除了要改变性观念、进行必要的性心理咨询、密切夫妻感情等方面的一般性调整之外，运动对性冷淡的改善有重要价值，主要表现在如下几个方面：①运动带给女人形体上的健美可以增强女性的性吸引力，能够得到男人更多的珍爱，并因此焕发出彼此的强烈情爱；②运动可以让人体精神焕发，增强驾驭环境和复杂境况（包括性生活）的自信心；③运动可以打造强健的体能（包括直接强健参与性交的腰腹部肌肉）、促进多种激素（包括促进性欲的激素）的分泌，有利于支付性爱的激素和体力需求，使性感区肌肉的收缩更有力，尤其对于因性欲低和体力差而表现为性冷淡的女人更有意义；④运动有助于消除忧郁等不良情绪，增进性兴奋，激发性欲，防止性生活快感的缺乏；⑤运动可以改善全身和局部的血液循环，尤其是促进性交过程中女性阴道及盆腔的充血，使性交时产生润滑作用增强（减少了干涩摩擦造成的不适）、阴部对触觉的敏感性增加，这些均可以促进高潮的来临。

让男性加强运动也同样可以增进男性的性吸引力、性激素分泌和性能力，让男人的阴茎更加挺拔和强劲，有利于协助女性克服性冷淡。男性参与运动还可以起到监督和促进女性锻炼的多重目的，可谓一举多得。

19. 运动可以改善伴有肥胖的ED患者的勃起功能

肥胖是现代人的文明病，多半是大吃大喝和缺乏运动惹的祸，并困扰了许多男人。随着经济发展，中国人正在变得越来越胖，全社会都应该关注肥胖，努力减少肥胖相关疾病的发生，尤其是对男性性功能的影响。在肥胖男人中有性功能障碍或类似性生活困扰者约占6成，表现为性欲、阴茎勃起、性生活过程中的射精和性感受上的低下，严重者可以让男人丧失“性”福。

肥胖大部分属于一种外部表现而不是疾病，但可以有性激素水平改变的报告，主要表现为血浆睾酮水平明显低于不肥胖的男性，而且肥胖男人可以增加了出现性问题的相关疾病的危险性。让肥胖男人感觉到振奋的一件事情是，肥胖与

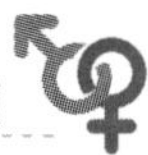

男人性功能障碍之间存在着可逆性的关系，即如果肥胖患者减肥瘦下来之后，雌激素和雄激素的比例失调可以得到重新调整，对男人性功能障碍的恢复有很大的帮助。对于没有明确原因的肥胖男人，呼吁要吃动平衡，改变不健康的生活方式。一定要“管住”自己的胃，可以进行节制饮食，并最好求得妻子的督促和检查。此外，增加活动等生活方式的改变也是经常使用的减轻体重的良方。值得注意的问题是，减肥者无非是依靠节制饮食和服用减肥药两种途径，计划减肥者需要有长期坚持下去的准备和目标，因为肥胖者形成的不良生活习惯不是短期能够去除的，况且快速减肥不仅对身体健康有害，还极其容易反弹。合理的减肥速度是每个月减轻 1 ~ 2 千克，理想的减肥目标是减轻体重的 5% ~ 15%。

减肥后的男人可以在许多方面发生重要的改变，可以表现得比较充满自信，也可能结合婚姻和性方面的咨询来消除潜在的性问题。2004 年，Esposito 等研究了对无高血压、糖尿病、高脂血症等合并症的肥胖 ED 患者的运动干预，实验组和对照组均为 55 例，其中实验组①增加体育锻炼（主要是步行，也可以游泳和做其他有氧运动），②减少热量摄入，至少减少 10% 的体重；对照组普通的健康建议，无个性化方案。观察时间 2 年。结果实验组中 17/55 恢复正常勃起功能，对照组中 3/55 恢复正常勃起功能，认为体育锻炼是改善勃起的独立因素，生活方式的改变可使 1/3 肥胖 ED 患者勃起功能改善。

20. 体育锻炼治疗伴有心脏病的 ED：证据确凿

2015 年的欧洲泌尿外科协会（EAU）制定的 ED 指南中明确指出：勃起功能障碍（ED）与心血管疾病（CVD）具有共同的危险因素，主要包括缺乏运动、肥胖、代谢综合征、血脂异常、糖尿病、吸烟等，而通过生活方式的改善，例如规律运动和降低体重指数（BMI）可改善勃起功能。2004 年，Dorey 等研究盆底肌肉训练和生物反馈对 ED 的影响，实验组采用盆底肌肉训练收缩 10 秒 + 放松

10秒，30分钟，5个循环，观察3个月、6个月；对照组建议改变生活方式。结果观察6个月实验组40%恢复正常勃起，34.5%勃起功能改善，25.5%无改善。本着我的健康我做主、治疗疾病可以不必去医院求医的原则，运动可能是男人自救性功能的最有效和经济的办法。

运动可以改善伴有缺血性心脏病ED患者的勃起质量

2013年，Kalka等研究了缺血性心脏病的103例ED患者（做过支架和搭桥手术），进行运动干预研究6个月，心脏康复－蹬车测力器（3次/周，45分钟/次）+常规的健身运动和阻力训练（2次/周，8~10种形式，每次训练做12~15次；平衡、灵活性、拉伸运动），并与常规的健康指导+IHD的标准药物疗法的35例做对照，结果干预组IIEF-5（评估男性性能能力的一种问卷）提高1.86分，对照组仅提高了0.17分，两组具有显著差异，表明运动干预有效。

运动+PDE5抑制剂改善伴有代谢综合征的ED患者的性功能

2013年，Maresca等研究了10例代谢综合征ED患者，治疗方法包括他达拉非5mg/d+蹬车测力器/跑步机，3次/周，30分钟/次，心率目标为最大心率的65%，连续治疗2个月；对照组10例，单独采用他达拉非5mg/d+常规建议。结果：运动干预组IIEF-5评分10.8上升至20.1，而对照组IIEF-5评分11.2上升至14.2，两组差异显著。

运动联合PDE5抑制剂治疗有心血管危险因素的ED患者的效果

2010年，Maio等采用随机对照试验研究30例伴有心血管危险因素（CV）

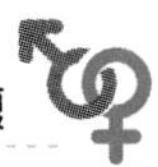

的 ED 患者，口服 PDE5 抑制剂 + 建议保持规律的有氧运动，非对抗性训练，至少 3 小时 / 周，连续治疗 3 个月；而对照组 30 例患者仅仅口服 PDE5 抑制剂。结果：运动干预组的 IIEF-15 评分（61.07）高于单独 PDE5i 治疗组（56.2），整体满意度（8.07 vs 7.17）更高，结论认为 PDE5i + 运动比单独 PDE5i 治疗伴有 CV 的 ED 患者更有效。

伴有高血压的 ED 患者的运动训练

2009 年，Lamina 等研究运动干预老年高血压 ED 患者（平均年龄 62 岁），实验组同时采用①间断有氧运动－蹬车测力器 3 次 / 周，45 ~ 60 分钟 / 次，最大心率的 60% ~ 79%；②口服甲基多巴 250mg/d、500mg/d，观察时间 8 周。对照组建议无需增加运动，仅采用口服甲基多巴 250mg/d、500mg/d。结论认为，对于高血压 ED 患者，体育锻炼是非侵袭性的有效治疗方法。

21. 为了改善勃起能力，男人应该如何做好有氧运动

有氧运动，也叫有氧代谢运动，是指人体在氧气充分供应的情况下进行的体育锻炼，也就是说，在运动过程中，人体吸入的氧气与需求相等，达到生理上的平衡状态。有氧运动的特点是强度低，有节奏，持续时间较长。在有氧运动过程中，氧气能充分酵解体内的糖分，还可消耗体内脂肪，增强和改善心肺功能，预防骨质疏松，调节心理和精神状态，是健身运动和男性性功能保健的主要运动方式。常见的有氧运动包括：游泳、打太极拳、骑自行车、健步走、慢跑、爬山等。

2016 年，Silva 等对体育运动和锻炼对勃起功能障碍的系统综述和 Meta 分析结果表明，体育活动与锻炼，尤其是中高强度的有氧运动，可改善勃起功能；长

期锻炼（＞6个月）改善勃起效果更好。有氧运动改善ED机制主要包括：①具有明确的心血管保护作用，可提高心输出量，运动耐力，控制心血管疾病的危险因素（如高血脂、高血糖、肥胖）；②可以减少阴茎血管的氧化应激和促炎症细胞因子水平；③增强NO的生物可利用度、增加内皮祖细胞数量，改善血管内皮功能。

有氧运动应该掌握好一定的“度”。具体应该达到如下标准：①运动结束后无肌肉酸痛感；②感觉不太累或有点累，少量汗出；③要求每次锻炼的时间不少于1小时，每周坚持3~5次；④运动强度在中等或中等以上的程度（最大心率的75%~80%）。

22. 健身过度会败“性”

多数人都知道，体育锻炼不但有利于身体健康、预防疾病，还能提高性唤起的能力，增强性高潮的快感。但却很少有人了解，过量的锻炼计划可能会败了你的“性”。

人们常认为锻炼过了头，顶多身体疲乏而已，怎么能和败“性”扯上关系呢？这是因为强度过大的锻炼不仅使得身体组织功能、肌肉受到伤害，无法恢复，还会使身体各种功能低下，其中就包括性腺功能。同时，身体过度疲劳还会导致体力不济，影响了“性”趣，更是在所难免。

过度锻炼会使女性新陈代谢降低，体内脂肪含量减少，而脂肪对于控制性激情的雌激素来说，起着“仓储”的作用。不论对于男性还是女性都很重要的雌激素，是蓄积在脂肪中定期释放的。一旦脂肪减少，那么雌激素的分泌也会大大降低，女性的性欲首当其冲地受到了影响。例如到了女性更年期，由于雌激素流失，会因老年阴道炎、阴道萎缩而失去性欲。而中老年男性，缺乏雌激素同样会影响“性趣”，一旦补充雌激素后，性欲也会有明显的改善。可见，脂肪对于性

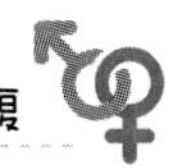

生活的质量非常重要。如果为了保持身材苗条而不科学的锻炼，最终竟然练到失去性欲，实在是得不偿失。

因此温馨提醒公众，锻炼的确能助性，但要控制强度。对于中年人来说，可以选择慢跑、体操、乒乓球等运动。女性更适宜游泳、骑自行车、练瑜伽、慢跑，这些项目对臀部肌肉和腹部肌肉的锻炼效果尤为明显，对灵敏性的提高很有帮助，让协调能力更强，可以有效提高女性性功能。而男性则适宜滑冰、俯卧撑、哑铃、单双杠等扭腰伸展的运动，这些运动能提高男性的肺活量，锻炼男性身体的敏捷性与协调性，并可以使男性的全身肌肉都得到锻炼，尤其是腿部肌肉，这有利于帮助男人在性方面的“战斗”更持久。

特别要强调的是，运动还是要根据自己的能力和爱好，做自己喜欢的运动，这样才能有恒心持久地练下去，不要急于求成的突击。锻炼的强度应该是，今天做了运动，明天不觉得疲乏，还能做运动，这样是合适的。如果今天练完了，明天觉得累，要休息，就需要调整运动量。

23. 强健的性能力与滋补保健品

男子的性能力不单纯是生物学问题，而且有着复杂而深刻的社会文化内涵。长久以来，人们对男子的性能力就充满了无限的崇拜和各种各样的遐想，性能力成了衡量男子特征的一个重要标准。每一个性功能障碍的男子无不渴望性能力的康复，正常的男子也希望自己的性能力能够更加强健、性能力的衰减速度能够变慢。

然而，自然的发展规律是不以人的意志为转移的。随着年龄的增加，中老年男性必然要出现不同程度的性能力逐渐减退。在 40 ~ 70 岁年龄段中，51% 的男子患有不同程度的勃起功能障碍，俗称阳痿，简称 ED。ED 不仅常见于中老年男性，而且在青壮年人群中也频有发生，直接影响男子汉的自尊心、夫妻感情及家庭稳定，成了成年男子的难言之隐，渴求通过药物来改善性能力也就在情理之中了。随着生活水平的不断提高，人们已经不再仅仅满足解决温饱的问题了，提高和改善生活质量，包括性能力的改善，成为多数成年男子的迫切需求。与强大的社会需求相呼应的是短时期内出现了滋补壮阳类保健品市场的极大繁荣。

目前，市场上壮阳类保健品泛滥，且过度地夸大其功能和疗效，但往往无一能够达到满意的治疗效果，而只能起到保健的作用。有许多壮阳保健品药物还含有不同含量的化学合成药物的成分，给服用者造成了许多不良的影响，有些药物对人体甚至是有害而无益的。已经有报道，一些壮阳保健品内含有西地那非（俗称“伟哥”，商品名“万艾可”）成分，这即不利于我们准确判断万艾可的治疗量，也难以估计保健品内的其他成分是否会对万艾可产生不良的相互作用。而许多壮阳保健品中多含有不同含量的雄激素类成分，服用后可以抑制人体内源性雄激素的正常合成与分泌，造成内分泌功能紊乱；长期服用这类保健品，尤其是对于合并前列腺疾病的中老年男子有较大的危害，可以加重病情。况且，并不是雄激素水平越高，男子的性能力越强健。

解除思想压力，了解 ED 的原因，掌握科学的性知识，走出性知识贫乏的误区，树立正确、健康的性观念，并积极地进行全身及局部肌肉训练，是性保健及改善性能力的重要手段，这往往比任何滋补壮阳药物都有效果。所以，不要迷信和盲目地服用各种壮阳保健品。

值得一提的是，一些男子可能合并一些影响性能力的疾病，如高血压、冠心病、动脉硬化、糖尿病、精神神经系统疾病等，而治疗这些疾病的药物又可能不同程度地进一步削弱了性能力。部分男子为了追求性能力的完美，甚至不惜以性命为代价，主动放弃治疗这些原发疾病的药物，转而服用大量的壮阳保健品和其他一些治疗 ED 的药物，给自己的身体健康带来了极大的威胁和隐患。实际上，这种做法是不值得提倡的，也是不明智的。固然，性能力对一个成年男子是非常重要的，但它绝对不是最重要的，人的生命才是最重要的。俗话说得好：“留得青山在，不怕没柴烧”。尽管某些药物可能会影响到男人的性能力，但只有彻底治愈或基本控制了影响性能力的疾病，才是改善性功能的根本，才可能成功地走出困扰我们性能力的阴影，重振男子汉雄风！

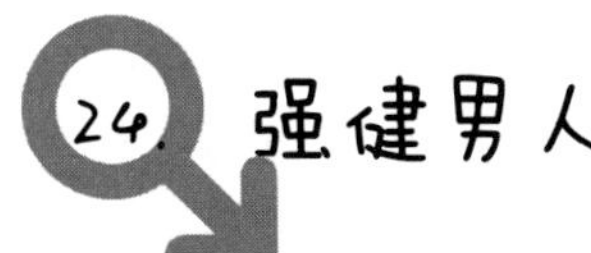

24. 强健男人性功能的体育锻炼

虽然性生活主要是通过大脑和性器官完成的，但是全身各个器官、系统的健全，对于性生活的影响也是不可忽视的。“健身”与“健性”在许多方面都有着共同之处，是相通和一致的。骑自行车、游泳、快走、慢跑、健美操等健身运动，都能增强血液循环和心脏功能，可使性生活中能够保持充沛的血液供应，使激素分泌增加，性欲增强，并使男人更有耐力。值得提出的是，这些运动强健方法，只有在坚持不懈、持之以恒的条件下，才会获得满意的效果。

（1）强健全身肌肉：四肢强健有力有益于性生活，而四肢不够强健者，在某一体位进行性交时，常常会感觉到难以支撑下去，从而过早地结束性生活；肢体还要有柔性、弹性，使男人能保持一个姿势相当长时间仍不感到吃力难忍，变换体位时也能平顺自如，自然会提高性生活的创造性和增强性高潮的欢快。

（2）增强局部肌肉功能：局部肌肉是直接参与性活动过程的，局部肌肉功能的强弱直接关系到性生活的质量，对性行为的进行和性高潮的体验都是非常重要的。局部肌肉主要包括骨盆的肌肉、腰肌和腹肌、耻骨尾骨肌等。仰卧起坐可以增强腰肌和腹肌，有助于性交时的体位支撑和摩擦运动；提肛动作（反复收缩会阴、肛门周围的肌肉）可以增强耻骨尾骨肌，有助于改善男人对射精的控制能力。

（3）结合自己的生理特点选择运动方式和环境：选择锻炼方法要把握个体的生理特点，避免选择对身体有危害的运动方式，而且这些锻炼方式可能对改善性功能没有什么效果，如老年人应该尽量选择温和的运动方式，而避免过于激烈或粗暴的运动；运动环境的选择不宜草率，应该尽量回避在拥挤环境（马路边）、过于寒冷的天气、空气污染严重的天气等进行锻炼。

25. 使用"性用品"，你准备好了吗

应如何看待性用品是个大问题。现在网购性用品盛行，应如何保证产品的疗效和安全性，很多男人还没有一个明晰的概念。

性器具是具有许多优点的，可以达到自娱、自慰、自疗的目的。对于那些没有固定性伴侣的男人，正确使用性器具还可以避免嫖娼等非法性活动，并因此而避免了患性传播疾病。由于性观念的改变，人们已经不再回避或羞于谈论自己的性问题了，而性器具也是能够给人们的性生活一定帮助之物，尤其是对于现代社会中的某些特殊现象，如流动人口、独身者、老夫少妻、各种性功能障碍者的数量不断增加，以及解决离婚丧偶者的性问题，因而人们也不拒绝使用性器具，使得性器具市场呈现了一定的繁荣景象。

购买性器具有学问。你可以通过观察性器具的厂家、价位、包装、说明书等来自己初步判断器具的性能，避免购买到假冒伪劣产品。通过说明书上的咨询电话还可以得到制造商的技术指导和咨询，而且也可以初步判断厂家是否是负责任的。

此外，千万不要购买"二手"性器具，以免器具的质量和卫生难以得到保障。性器具属于私人用品，千万不要公用或共用。有些居住在集体环境中的男人们，为了发泄多余的性能量，又希望节约费用而选择合买共用，甚至达到了"公用"性器具的程度，其中有的人因此而招致性病。仅仅是为了满足生理需求而因此染上性病是得不偿失的。

正确掌握性器具的使用方法是你从中获得最大快感的前提。使用性器具要在适当的私人环境中使用，并要注意保证绝对安全为前提原则。在使用前要仔细阅读说明书，详细理解器具的使用方法和保管要求，准确地进行器具安装。在具体应用过程中要循序渐进地启动相应的功能，不要突然间使用器具的最强大功率和

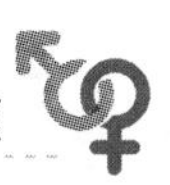

性能，否则你的性器官会“抗议”的。

性器具也要注意保养，每次使用前后都要清洁处理，并要求带避孕套使用，而个别的性器具是属于一次性使用的，千万不要为了节约而重复使用，这样就达不到相应的功能效果，还可能带来不小的麻烦。

对于某些特殊的男人，如性功能障碍患者，科学合理地使用性器具对于性功能康复有一定的帮助，但是需要征得妻子的同意和帮助，在使用器具的同时加上妻子的爱抚，可以促进性功能的康复。

某些特殊人群还不能使用性器具，如心脑疾病等患者、少数对性器具成分过敏的人。使用过程中出现不适感、皮下出血、淤斑、水肿、疼痛等，应该及时就医。

性器具可以让你体会到性器官的物理刺激，但是它们的作用是有限的，缺乏人与人之间性爱的情感交流，也不能提供爱抚，所以不能完全替代真正的性生活。再好的性器具也难以替代你的另外一半。

26. 保持中老年男性阳刚之气的6个生活建议

更年期早已不是女人的专利，男人也有更年期是一个不争的事实。在从中年向老年过渡的生命进程中，男性可能会因为体内的雄激素缺乏而出现一系列临床症状，曾被称为老年男性雄激素水平低下、中老年男性激素部分缺乏综合征（PADAM）、迟发性性腺功能低下（LOH）等，是一组与老龄化相关的临床、生化和生理综合征，也被通俗地称为男性更年期综合征。雄激素是男人生命动力的源泉，雄激素的缺乏是对中老年男性“阳刚之气”的严峻挑战。随着人均寿命的延长，中老年期的生活状况，尤其是中老年男性健康问题越来越受到各个方面的关注，如何保持青春活力并延缓男性的衰老，越来越受到医学界的重视。面对挑战，中老年男人，你们准备好了吗？

为了应对中老年男性的雄激素水平缺乏，减缓男性“阳刚之气”的衰退，一些人选择了医院和医生，试图通过使用药物来改善被动局面。雄激素制剂补充治疗用于雄激素明显低下的老年男性，可以增进性欲和性功能，改善精神活力，还有许多其他的益处，可见雄激素制剂治疗是有效的，但要注意掌握其应用的适应证和禁忌证，毕竟雄激素补充也不是绝对安全可行的。

由于雄激素的分泌受到许多因素的影响，焦虑抑郁等不良情绪、恶劣的生活制度、缺乏运动、卫生条件差、人际关系不和谐、滥用药物等都可以让雄激素分泌受到抑制。因此，建议中老年男性不要轻易放弃个人努力，求医不如求己，在日常生活中进行必要的调整，同样可以达到比较理想的减缓男性性腺功能下降的速度，甚至可以有促进雄激素分泌的功效，让你重返阳刚之气。

（1）学会心理调整，克服不良情绪：首先要认识到“阳刚之气”的衰退是人生的一个必然阶段。懂得科学知识，明确这种可能出现的生理衰退现象并不是什么了不起的事，心里便会宽慰。因此，中老年男性应该积极地调整好心态，将心胸放宽广一些，受到挫折时不要忧心忡忡，荣誉面前也不要得意忘形。保持乐观情绪，学会自我控制和稳定情绪，努力做到缓解压力（不争强好胜、不斤斤计较），减少精神创伤，积极投身于自己喜爱的事业并参加各种社会活动。必要时，可以接受心理医生或精神医生的调试和治疗。

（2）调整生活制度：建立有规律的生活制度，饮食、睡眠、学习与工作都要有规律。做到起居有常、劳逸结合，保证足够的睡眠时间，不吸烟、不酗酒。自我控制饮食以控制体重的增长，避免饮食辛辣等刺激性食物，而多食清淡食物，不偏食，餐量合适，可以保持血管敏感性，减少血管舒缩症状。

（3）积极参加体育锻炼：生命在于运动，运动不但可以通过减肥来达到控制体重的目的，还可以预防心血管疾病、减轻出汗潮热等不适症状。但要注意劳逸结合，自我调整运动量与工作量。选择适合于老年人的运动项目和合适的运动量非常重要，如打太极拳、慢跑、散步、外出旅游等，而一些过于激烈和消耗体力的运动尽量回避。

（4）加强会阴区的卫生保健：中老年男性的皮肤防御能力减退，要经常进行

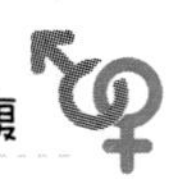

清洗以保持清洁卫生，可以减少感染性疾病和其他皮肤疾病的发生。老年男人可以在睡前用温热水清洗下身，并配合热毛巾摩擦会阴区，可以促进血液循环，具有催眠作用，能健身防病，如有益于痔疮的康复等，还可以延缓性功能的减退。

（5）营造良好的家庭和社会环境：建立和睦的家庭和人际关系很重要，有助于摆脱“阳刚之气”衰退带来的困扰。协调家庭生活，密切夫妻感情及亲朋关系，多参加社交活动和集体活动可以防止孤单寂寞，克服抑郁、焦虑等情绪，如文体活动可以增强体质、延迟衰老，也可分散注意力，降低各种不适症状的严重程度。

妻子是丈夫最信赖和依靠的人，更要多给丈夫些安慰和劝导。来自妻子及家人的关怀、理解、体贴可以减少男人的孤独与恐惧感，同事的敬重可以让老年男人减少失落感。一旦察觉到丈夫进入更年期，要尽可能地体谅，不要无端地指责。如果刚好赶上夫妻都处在更年期，那就更需要互相理解和扶持，首先要认识到对方发脾气是病态反应，然后再慢慢调节。

（6）选择作用温和的药物：平时尽量少使用药物。对明确存在男性更年期综合征的患者，在家庭内还应作如下的对症治疗。为解除精神紧张、激动、抑郁、焦虑等症状，可适当用镇静药，如氯美扎酮片 200 毫克 / 次，每日 2 次；安定片 2.5 毫克，每日 2 次等。如果有头痛、背痛等症状，可临时服用去痛片、解热镇痛片等。倘若有头昏、目眩、感觉异常，记忆力减退等，可服用谷维素 10 ~ 20 毫克，每日 3 次。出现抑郁症状，可在医生指导下选择抗抑郁药物。中成药，如麒麟丸、补肾益脑丸、右归丸、养心安神丸、强肾片、朱砂安神丸、六味地黄丸、补中益气汤等均有一定疗效，不妨一试。

27. 家庭内就可以克服绝大多数男人的早泄

对于早泄患者的诊治问题，医生通常应先认真细致地倾听患者的叙述，在轻松的氛围中，了解掌握患病的情况，包括发病原因和目前情况，然后对症治疗。克服这种现象的方法很多，应视原因不同而各异，而且每个人都应该摸索出最适合自己的方法。

在性咨询实践中，往往视病因、病情和具体情况，采用心理、性生活技巧、药物、去除原发疾病等多种方法综合施治，才会取得最佳效果，绝大多数可以在家里自我恢复。

男人首先要摆正心态、夫妻间要相互体贴、消除紧张心理，使性行为合法化，消除一切焦虑因素，让夫妻双方认识到，性生活是彼此的共同需要。

教给你一些性生活必需的知识、方法与技巧，指导其性行为，使病情较轻的患者在家中就能够得到有效的调整。例如：

（1）动动－停停法：当你觉得出现了射精“意识”时，减慢或停止阴茎在阴道内的抽动幅度和频度，并采用一些分散注意力的语言交流或其他行为，往往可以淡化射精意识，然后再重新开始新一轮的阴茎抽动，并不断重复这个过程，直到夫妻双方均满意后射精。

（2）对于年轻患者，可以通过增加射精次数来延长性生活，即“不止一次射精法”：具体方法为：先采取手淫的方法射精后，再进行性生活。这样第二次射精出现的时间要明显延缓，过性生活就不会很快射精，从而达到延长性生活的目的。增加性生活频度的做法也与“不止一次射精法”有异曲同工的效果。但此类方法不适用于性功能低下的男人和呈衰退趋势的中老年患者。

（3）使用阴茎套：阴茎套罩住阴茎头，使其接受到的刺激不会很强烈，从而达到延缓射精的目的。如果一个阴茎套不满意，还可以再增加一个。

（4）调整性生活的体位：一般情况下，性生活中的体位多为男上女下，男性处于主动位置，大幅度的动作使男性较易射精，这不仅在于男人较女人的性情急躁，还在于该种负重的体位容易增加脊髓和射精中枢神经肌肉的性兴奋性。若换为女上男下的体位，或者侧位体位，使男性处于放松的被动体位，不仅能充分调动女性的情绪，而且幅度较小的动作有利于延缓男性射精，因为女性的动作往往

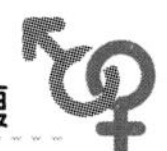

是比较温柔和缓的。

（5）对于病情稍微严重的患者，在上述方法无效的情况下，可采用镇静剂治疗：于性生活前 1 小时，服用镇静剂，或阴茎头局部应用表面麻醉剂，有效率接近 40%，但往往会影响患者的性感受和性生活质量。

（6）提高阴茎耐受刺激的能力：阴茎挤捏法，又称耐受训练或脱敏训练，是通过一种手法，使阴茎在受刺激的情况下不要射精，重新建立较高的射精阈值，让阴茎逐渐耐受较强的性刺激。即通过各种手法（最好由妻子来完成），不断地刺激阴茎，当产生射精感觉时，用双手挤捏冠状沟基部 3 ~ 5 秒钟，20 ~ 30 秒钟后可以让性冲动和射精紧迫感减弱或消失；或可以用双手向下牵拉睾丸，也可以减少或消除性冲动和射精紧迫感。稍后再重复。每天进行一次，或每周进行 2 ~ 3 次，每次持续 20 ~ 30 分钟，连续训练 3 ~ 6 个月，将有助于克服早泄。此方法在国外比较盛行，但由于传统观念的差异，该方法在我国还未被广大患者接受。

28. 即便是没有“发炎”，坏习惯也会让男人的前列腺不舒服

有部分“慢性前列腺炎”患者的表现特别典型，满以为自己肯定是患了慢性前列腺炎了，甚至有的人反复到医院诊治多次了，并被反复诊断为慢性前列腺炎，但是经过前列腺液化验检查却被认定“没有前列腺炎”。这无论如何也难以让患者接受。那么，没有前列腺炎，为什么还有与前列腺炎一样的不舒服症状呢？哪些人容易出现这种情况？应该怎么办？

实际上，出现了这种与慢性前列腺炎一模一样症状而前列腺液化验却没有毛病，可以诊断为前列腺痛，也是前列腺的一种疾病，只不过是一种特殊情况罢了。让我们来看一下前列腺痛到底是怎么回事！前列腺痛是由非感染因素引起或

未发现有肯定感染因素，以会阴、下腹和腰骶部疼痛及排尿异常为主要症状的一组病症。前列腺痛与前列腺炎的临床表现很相似，但其前列腺液却不存在炎症和感染的任何证据。最新的国际疾病分类已将前列腺痛和慢性非细菌性前列腺炎统称为Ⅲ型前列腺炎，也就是慢性前列腺炎 / 慢性骨盆疼痛综合征，前列腺痛属于Ⅲ B型前列腺炎（非炎症性慢性骨盆疼痛综合征），在精液、前列腺液或按摩前列腺后尿液（VB3）中不存在有诊断意义的白细胞，微生物学检查未发现致病病原体。

前列腺痛患者可以有前列腺炎的临床基本特点，如尿频、尿急、排尿困难和前列腺部不适等症状，但前列腺液常规检查正常，白细胞在正常范围（＜10 个 /HP），且培养无病原微生物生长，尿常规检查也是正常的。肛诊可以发现前列腺明显充血肿胀或触痛，以及两侧肌肉的张力增加或触痛，但也可以触诊前列腺完全正常。目前普遍认为前列腺痛是由于盆腔内部分肌肉组织的痉挛，压迫了周围的神经末梢，以及炎性物质的刺激而产生局部张力性或神经性疼痛。

前列腺痛好发于青壮年，尤其是外地打工人员及一些独身的男青年，他们长期处于精神高度紧张状态，工作任务繁重，长时间久坐和骑车，休息、睡眠、饮食（辛辣刺激性食物和酗酒）及性生活不规律，环境因素（冷热不均），这些均是不良的环境和生活因素，都可以让男人的前列腺很不舒服。前列腺痛发病率占前列腺炎患者的 30% ~ 40%。

常规的药物与手术治疗对前列腺痛常常是没有任何效果的。治疗应针对发病原因来选择相应的方法，包括解除精神负担、调整自主神经功能、适当应用扩张前列腺血管和缓解平滑肌痉挛的药物。生物反馈疗法调整盆腔肌肉的功能也具有明显效果，如将一个手指头插入患者的肛门内，嘱其不用腹压而轻柔地利用排便反射将手指推出，同时放松盆肌，达到扩肛与训练盆肌的治疗目的；定期进行提肛动作也具有一定的效果。局部应用一些物理疗法，如超短波、微波、热水坐浴以及针灸等均可能有一定效果。在生活中尽量避免一切诱发前列腺充血的因素，如不要久坐，不酗酒及食用大量辛辣食物，局部注意保暖，性生活或自慰有规律，尽量不要坐于枕上或其他的硬支持物上，以避免增加尾骨部的压力。

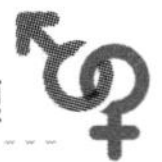

29. 青年男性，别误解前列腺炎

尽管到处诊治，仍然难以“绝根”，隔一段时间就会发作一次，前列腺炎久治不愈让许多青年男人伤透了脑筋。

得前列腺炎的男人还不少

前列腺炎发病率较高，有许多内在因素与环境因素可以影响到疾病的发生，如教育程度、文化背景、社会经济情况、季节等，性活跃的中青年男性发病率较高。一些研究表明，前列腺炎的发病率波动于5%～16%，但近年来有增长趋势，近半数（35%～50%）的男性在其一生中的某个时候会受到前列腺炎的影响。

公众对前列腺炎的认识误区多

对前列腺炎的认识已经由传统的单一生物医学模式，转化到生物、心理和社会的多维模式。久治不愈的慢性前列腺炎带给患者的排尿异常、下腹会阴部疼痛不适及其他诸多症状，与最初诱发前列腺炎的始动因素（病原体感染、损伤、免疫异常等）可能早已没有任何关联，而是与不良的生活习惯（久坐、纵欲过度或节制性欲、长时间骑车等）、饮食习惯（酗酒、喜欢饮食辛辣等）及精神心理因素（内向、孤独、好钻牛角尖）有密切关系。

实际上，前列腺与我们人体的许多组织器官一样在各自承担着自己的职责。当主人滥用职权强加给组织器官超过其所能负荷的极限后，它们必然要做出相应的反应，发出抗议声音，表现出排尿异常和疼痛不适症状。

求医不如求己，前列腺炎预防很重要

尽管前列腺炎的发病率很高，但并不是所有的男性都患有前列腺炎，仅在一些特殊人群中，如酗酒者、过度纵欲者、性淫乱者、汽车司机、免疫力低下者等存在着前列腺炎高发的现象，说明日常生活中的诸多不良习惯是诱发前列腺炎的高危因素。所以，在日常生活中学会合理、科学地自我调节是预防前列腺炎发生的关键措施。

（1）积极治疗全身各处的感染灶和前列腺的继发感染：绝大多数的前列腺炎往往是继发于全身各处的感染灶，因此积极采取有效的治疗措施，控制全身各处的感染灶，有利于保护前列腺免于获得感染。

（2）性生活要有规律性：把握有规律的性生活或掌握适度的手淫频度，定期排放前列腺液，可以缓解前列腺的胀满感，促进前列腺液的不断更新，有助于前列腺功能的正常发挥和疾病的康复。

（3）避免酗酒和食用大量辛辣食物：酒类、辣椒等辛辣食品对前列腺和尿道具有刺激作用，食用后引起前列腺的血管扩张、水肿或导致前列腺的抵抗力降低，常可引起前列腺不适的临床症状，并有利于前列腺寄居菌群大量生长繁殖。

（4）不要长时间久坐或骑车：经常久坐的男人的前列腺负担较重，并可以造成对前列腺的直接压迫而导致前列腺充血，使前列腺液的排泄更加困难。

（5）注意局部保暖：局部保持温暖的环境使前列腺和精道内的腔内压力降低、平滑肌纤维松弛，减少了出口的阻力，使前列腺的引流通畅；保暖还可以减少肌肉组织的收缩，因而可以使组织的含氧量改善，充血水肿状态容易得到恢复。

（6）增强机体的免疫力和抗病能力：生活规律，起居有常，坚持适当的体育锻炼，如打太极拳、短跑或饭后散步等，能改善血液循环，有利于局部炎症的吸收，增强机体的内在抵抗力和免疫功能，对于预防前列腺炎的发生都是有重要意义的。

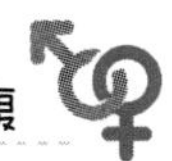

30. 慢性前列腺炎患者常用的自我调节方法有哪些

（1）精神心理状态的自我调节：由于慢性前列腺炎的发病机制较为复杂，目前还没有一种特效药物或特效方法能将其根治，所以患者除了积极配合医生的治疗之外，还要主动进行自我调节，这样才有利于疾病的完全康复。但有些慢性前列腺炎患者往往有较强的依赖性和被动性，把一切努力全部留给了医生和药物，总是希望有一种特效药物或特效方法出现，疾病自然治愈，而不愿主动自觉地配合治疗。

慢性前列腺炎患者还由于疾病的久治不愈往往出现人格方面的缺陷，表现为悲观失望，对治疗没有信心，认为所患疾病难以治愈，精神负担很重，因此在很大程度上影响了疾病的治疗效果。所以，患者应当保持乐观向上的心态，改变消极的思维模式，尽量去看事物积极的一面，树立战胜疾病的勇气和信心，积极配合治疗，心态和思维方式对疾病的预后非常重要。

（2）行为方式的自我调节：前列腺炎患者要改变懈怠、懒惰、依赖的行为模式，做事要积极主动，积极参加有效的身体锻炼，热衷于公共事业和社会活动，努力承担起家庭和社会的责任，用行动改变现实。积极参与社会实践可以使患者对疾病的紧张焦虑情绪得到明显的分散与缓解，疾病的症状会因此而明显减轻甚至可以消失，有时这可能比任何治疗的药物都更加有效。

在进行行为方式自我调节中一定要掌握一个“度”的问题，尽量不要超越体能极限去过度活动，体力的衰竭必将导致免疫功能及其他功能状态的全面衰竭，对正常人尚且有害，对于前列腺炎患者就更加不利。同时，对行为方式要有所选择，尽量避免一切可能对前列腺不利的行为方式，如慢跑、做操、跳绳、打太极拳等，这些锻炼项目的强度可以自己控制，健身效果明显，同时使人精神饱满，情绪高涨，

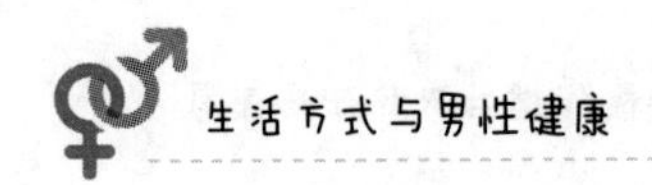

利于对疾病的康复，而长途骑车旅游、骑马、赛车运动等是有害的。

（3）饮食的自我调节：饮食调节的意义十分重要。前列腺炎患者的饮食宜清淡，应戒酒，忌辛辣刺激性食品，忌食过油腻食物。有时，饥饿疗法也有一定作用。在中医理论的指导下，食用一些药粥作为食疗也有帮助。饮食疗法是中医学中独特的治疗方法，其对身体的调理具有很好的作用。俗话说“药补不如食补”，所以对于前列腺炎患者在进行药物治疗的同时，辅助以饮食疗法，可以增强患者的体质、减轻治疗药物的毒副作用等，从而达到治愈疾病的目的。

一般来说，前列腺炎患者饮食宜清淡，不宜进食辛辣和肥甘厚味之品，更重要的是禁酒。另外，不宜进食过多的参茸、炖品、壮阳之物，海鲜也尽量少吃。可以多进食鱼类、瘦肉、蔬菜和水果等。

（4）生活习惯的自我调节：制订合理的作息计划，注意生活起居，养成良好生活习惯。多饮水、多排尿、不憋尿，以保持尿路通畅，有利于前列腺分泌物的排出和对尿道的冲洗作用，如长时间憋尿可造成对前列腺的压迫作用，引起前列腺充血。避免久坐和长时间骑自行车，久坐可直接导致前列腺部慢性充血，使局部的代谢产物堆积，前列腺腺管阻塞，前列腺液排出不畅，造成前列腺炎不易治愈。防止过分疲劳，预防感冒和各种感染性疾病，以防抵抗力下降和周围组织的炎症而诱发前列腺炎。养成良好的生活习惯，洁身自好，不乱交、不淫乱，杜绝性病的传染，预防尿路感染。应注意性生理和性心理卫生，不要看具有性刺激的书刊、影音制品，主动减少接触性刺激因素的机会。不要频繁手淫。已婚患者，性生活要有规律，勿过频或过少，勿忍精不射或中断射精，以防止前列腺的过度充血及生殖器官感染的发生。

31. 让前列腺安然过冬

前列腺疾病的发病明显存在季节性因素，天气寒冷对男人的前列腺具有相当

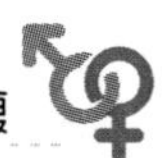

程度的不良影响。寒冷天气可以使交感神经兴奋性增强，让前列腺敏感地发生腺体收缩、腺管和血管扩张，造成慢性充血，导致尿道内压增加而引起逆流，加重前列腺液的淤积，容易导致前列腺疾病发作，出现尿频、尿急、尿痛、会阴睾丸疼痛等症状，一些人因此还会体会到内裤常湿的尿滴沥的尴尬情况。寒冷天气还可以使人体的免疫功能受到一定程度的削弱。事实上，每到天气寒冷的时候，到医院接受诊治的前列腺疾病门诊患者剧增，多数患者的治疗效果往往随着天气的逐渐变冷而显得不尽如人意，让许多医生也头痛不已。业内人士都知道，冬天治疗前列腺疾病容易挨累不讨好，而春暖花开季节治疗前列腺疾病可望事半功倍。这都是季节、气候在作怪！

那么，在天气寒冷的季节里，为了避免或减轻前列腺疾病的症状，应该注意哪些方面？

（1）饮水——每天饮水 2 升以上：天气变冷之后，许多人的饮水量不如从前多了，饮水减少必然要使尿液浓缩，排尿次数减少，而尿液内的有毒害物质对前列腺及其他脏器（肾脏、膀胱等）的健康很不利。所以，寒冷的季节里仍然提倡要多饮水、多排尿，每天饮用 2 升以上的开水或茶水，这样可以通过尿液来充分冲洗尿道，有利于前列腺分泌物排出，预防前列腺的重复感染。即使是对于尿频的前列腺疾病患者也要多饮水。为了避免睡眠后的膀胱过度充盈、频繁起夜而影响休息，可以在夜间减少饮水量，而调整在白天多饮水。

（2）排尿——尿急时切莫“忍”：多饮水，再加上是冬天，经常会有尿意，但是，尿急时“忍一会儿”的态度是不可取的。憋尿会让膀胱过度充盈，压迫前列腺。对于前列腺疾病的患者来说，这样容易造成尿液反流，给高位脏器（肾脏和输尿管）带来危害，甚至造成肾功能衰竭，还可因逼尿肌松弛而发生排尿困难和尿潴留。如果患者突然不能排出尿液，并出现膀胱内胀满和疼痛感，则发生了急性尿潴留，需要紧急救治，到急诊室内通过导尿管将尿液排出。总之，一定要有尿就排。

（5）烟酒和辣椒——戒除不良嗜好：辛辣食品不是前列腺疾病的直接病因，但是酒类、辣椒等食品以及吸烟对前列腺和尿道具有刺激作用，可引起短暂的会阴部位不舒服，还可引起前列腺和膀胱颈的充血、水肿，造成前列腺的抵抗力降

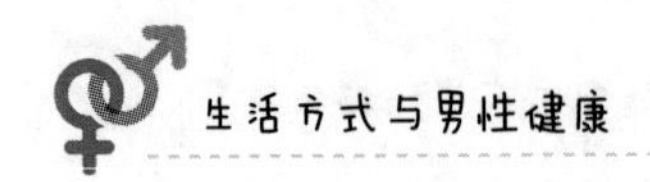

低。医生们观察到嗜酒和吸烟者的前列腺炎、前列腺增生和前列腺癌的发生率比不近烟酒者要高。因此，即使在寒冷的冬季，也要尽量避免靠吃辛辣食品和喝大量的酒来“取暖”，同时尽量不要吸烟。

（6）穿衣——局部保暖要到位：在寒冷的季节里，人们基本上都会主动增添衣服，但是个别追求“时尚”的男人，为了得到良好的形体效果，容易忽视对前列腺的保暖，穿得太少，容易诱发前列腺疾病或加重病情，对前列腺的健康构成了潜在的威胁。局部保持温暖的环境使前列腺和精道内的腔内压力减少，平滑肌纤维松弛，减少了出口的阻力，使前列腺的引流通畅。保暖还可以减少肌肉组织的收缩，从而使前列腺的充血水肿状态得到恢复。总之，在寒冷的季节里要注意穿好衣服，不要受凉，尤其是前列腺局部的保暖措施一定要到位。

（7）吃好——加些锌元素和抗氧化剂：冬天是补充身体营养的重要季节。微量元素锌可以增加前列腺的抗感染作用，应该有意多摄入海产品、瘦肉、粗粮、豆类植物，以满足人体对锌的需求，白瓜子、花生仁、南瓜籽、芝麻等也富含锌。抗氧化剂可以保护健康前列腺，男士们的餐桌上应该多些粗粮、坚果、植物油、新鲜蔬菜和水果，以补充各类抗氧化剂。

（8）玩好——避免需长时间久坐的娱乐活动：冬天里假日较多，很多人喜欢坐在一起打麻将、打扑克。结果，玩时间久了，一些男性就难以坐得住板凳了，“肚子”会疼得难以忍受。事实上，前列腺的位置决定了男人在很大程度上是“坐”在前列腺上的，所以经常久坐的男人前列腺负担较重。一些前列腺疾病患者可能体会到久坐会让他们很不舒服，因此应该少打麻将和扑克等，避免需长时间久坐的娱乐活动。另外，骑自行车、摩托车以及骑马等骑跨动作都可以造成对前列腺的直接压迫，导致前列腺充血，应该尽量避免。

（9）其他——注意锻炼和适度性生活：冬天天亮得比较晚，很多人因此可以“睡得更踏实”。其实，保持充足的睡眠对前列腺是大有好处的。同时，虽然天气寒冷了，但同样应该坚持适当的体育锻炼，如打太极拳、短跑或饭后散步等，改善血液循环，对于提高免疫力、预防前列腺炎的发生很有意义。最后，性生活要有规律，一些青年人往往有性生活或手淫过度频繁的现象，这对前列腺十分不利，当然，适度的性生活是有利于前列腺健康的。

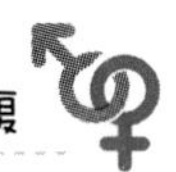

32. 热水坐浴对慢性前列腺炎有治疗作用吗？哪些患者不应该选择热水坐浴

很多医生在诊治慢性前列腺炎时常常会让患者在进行常规治疗的前提下，进行适当的热水坐浴，甚至不进行任何特殊治疗而把热水坐浴作为治疗的唯一方法。其实，热水坐浴的道理很简单，可以使患者的局部温度增高、使肌肉松弛、血管扩张、血液循环加快，促进局部炎症渗出物的消散与吸收，并可以使患者感到温暖舒适，缓解临床症状。

热水坐浴无需特殊设备，患者在自己家里就可以进行，简单方便，是治疗慢性前列腺炎有效的辅助措施。具体方法是在坐浴盆里加入接近半盆的水，患者排净大小便后，将臀部坐在盆里。一般水温要求在40～42℃，每次坐浴15～30分钟，中途可以加入热水以维持水的温度，每日坐浴1～2次，坚持治疗到前列腺炎治愈为止。

但是由于热水坐浴可能对患者的睾丸产生不良影响，一般对未婚和未育的青年男性是不提倡的，因为长时间的热水坐浴会使睾丸温度增高，从而妨碍睾丸的生精功能，严重者还将造成睾丸其他功能和结构的改变，使睾丸从此一蹶不振。此外，这种获得性的睾丸损伤，可能导致睾酮分泌减少，有可能使中老年男性雄激素部分缺乏综合征（PADAM）提前出现，因而对一般的慢性前列腺炎患者采用热水坐浴也应慎重。

33. 前列腺按摩对前列腺炎有治疗作用吗？什么情况下不能进行前列腺按摩

慢性前列腺炎的腺泡及间质中常有脓性渗出物，且不易引流。通过定期对前列腺进行按摩，可以起到引流前列腺液的作用，排出炎性物质而缓解前列腺分泌液的淤积，改善局部的血液循环，促进炎症吸收与消退，有助于前列腺炎的治疗与康复，尤其适用于前列腺饱满、柔软、分泌物较多的患者，可以作为综合治疗手段之一而广泛应用，是一种很受欢迎的治疗慢性前列腺炎的方法，在某些患者中的治疗作用甚至可能超过抗生素。此外，前列腺按摩对缓解临床症状也是很有益处的。

前列腺按摩疗法简单易行，在家里亦可进行，一般每周按摩1~2次，4~8次为一个疗程。按摩手法应该轻缓，切忌粗暴以及强力按压，以免造成不必要的损伤。按摩完毕后应该让患者立即排尿，可以使积聚在尿道内的炎性分泌物随着尿液排出，不至于造成对尿道的刺激和炎症的播散。

前列腺按摩疗法具有明确的禁忌证：①急性前列腺炎与慢性前列腺炎的急性发作期间禁忌前列腺按摩，以避免引起炎症扩散，甚至引起败血症；②怀疑有前列腺结核、肿瘤的患者禁忌按摩。以避免感染或肿瘤的播散；③前列腺明显萎缩与硬化者，由于按摩治疗效果不佳，一般也不主张进行按摩治疗。

34. 慢性前列腺炎患者能否参加体育锻炼

由于前列腺发炎时会产生一定程度的充血、水肿，并出现一些不适症状，因此有一些慢性前列腺炎患者不愿意参加体育锻炼，担心体育活动会加重前列腺的充血程度，或者会伤“元气”和有碍生育，这种想法是错误的。

适当地参加合适的体育锻炼，非但不会加重前列腺的病理状态，还可以帮助前列腺炎症的消退和有助于前列腺功能的恢复。理论依据是：体育锻炼可以改善全身的血液循环，包括前列腺的血液循环，使前列腺的分泌功能旺盛，增多分泌的前列腺液可以将细菌冲淡，也可以通过排尿或遗精将细菌排出体外，因此有助于前列腺内细菌的消灭和促进炎症的消退；前列腺血液循环的改善本身也有助于

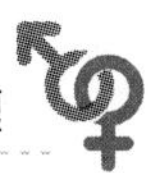

细菌的消灭和炎症的消退；配合药物治疗，有助于将药物更多更迅速地运送到前列腺内，增强了药物的治疗效果；可以减轻慢性前列腺炎的临床症状，尤其是腰酸胀、会阴下腹部疼痛不适以及各种自主神经功能紊乱和神经衰弱症状；此外，体育锻炼还可以全面改善患者的免疫功能和对任何疾病（包括慢性前列腺炎）的抗病能力。

对于慢性前列腺炎患者在参加体育锻炼时，要对运动项目进行必要的选择。可能使前列腺部位直接和持续受到压迫的运动项目不宜选择，例如骑自行车、摩托车、骑马、赛车等骑跨运动，其他项目都可以选择。由于骑自行车等运动都要采取骑跨式的坐位，会阴、尿道和前列腺直接受到压迫，加上运动时的颠簸摩擦，必然会加重前列腺的充血水肿，可能会加重病情。不过，无论选择哪一种运动项目，运动量都要适可而止，不要过度，否则也会造成组织器官的充血、水肿而产生不良后果。

不要忘记，慢性前列腺炎患者接受体育锻炼增强体质并促进前列腺炎早日消退的同时，还得积极地进行各项有效的治疗措施，并配合生活制度的改善和调整。

35. 慢性前列腺炎患者是否要严格限制刺激性饮食

酒类、辣椒等辛辣食品对前列腺和尿道具有刺激作用，食用后引起前列腺的血管扩张、水肿或导致前列腺的抵抗力降低，常可引起前列腺不适的临床症状，并有利于前列腺寄居菌群大量生长繁殖而诱发急性前列腺炎，或使慢性前列腺炎的症状加重。

但我们在接触前列腺炎患者过程中观察到，造成前列腺充血的主要食品（酒类和辣椒）也并不是所有食用者都发生前列腺炎。我国北方地区气候严寒，人们喜欢饮用烈酒，而一些南方热带地区居民喜欢食用辣椒，也未见前列腺炎较其他

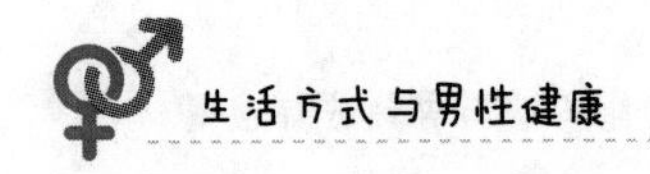

地区高发，关键是要掌握一个“度”的问题，并且对具体的个体要遵循个体化的原则，换一句通俗的话讲就是“量力而行”。至于其他的一些刺激性食品，如鱼、虾、鸡肉、牛肉、羊肉、狗肉或其他食品等，并不会造成前列腺的过度充血，因此没有必要过分渲染刺激性食品的致前列腺炎作用。

由于惧怕刺激性食品会引起前列腺炎而选择或拒绝某些食品的情况，不但给人们的日常生活带来很多不便，而且还会造成营养与发育不良的严重后果，可以影响到机体的免疫功能。一些曾经患有前列腺炎但已经治愈者长期对某些食品保持着回避的态度，甚至一些正常人也选择或拒绝食用这类食品，这种草木皆兵的做法大可不必。

第四章

避孕方式对男性健康的影响

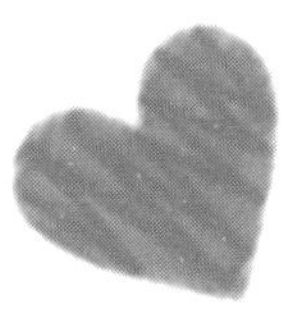

1. 如何选择最佳避孕方法

有效的避孕方法多种多样，选择何种方法达到最佳的避孕，要根据个人的情况加以确定。人处于不同的时期，其生理状况不同，并且当时的实际想法、观念也不尽相同，因此，各个阶段的最佳避孕方式也不同。

下面的各种避孕方法是专家为不同阶段的夫妇推荐的最佳避孕方案。

（1）新婚夫妇：新婚选用男用避孕套、女服用短效口服避孕药最佳。由于新婚女性阴道较紧，不宜上环和阴道隔膜。如果想在半年后怀孕，就不宜用长效避孕药（针），因为应用长效避孕药的，其停药后半年方可怀孕，否则对胎儿不利影响。

（2）探亲夫妇：两地分居的夫妇长期分离，相逢后以男用避孕套、女服用探亲避孕药为佳。不宜采用安全期避孕法，因为相逢，心情兴奋，往往出现“即兴排卵”或“提前排卵”，推算安全期也就失去了意义，很容易导致避孕失败。因此不宜采用安全期避孕法。这个阶段最好以男用避孕套、女性服用探亲避孕药最好。

（3）哺乳期妇女：哺乳期的妇女需要哺育婴儿，如果口服避孕药，会影响乳汁的分泌和婴儿的生长发育。所以要避免采用口服避孕药。此阶段推荐男用避孕套，女用阴道隔膜加避孕药膏。

（4）独生子女夫妇：已有子女的夫妇，以女性宫内节育器方法最为优越。一次置入节育器手术，省去了服药或使用工具的烦恼。如需要再生，取出宫内节育器即可。子女幼小，男女双方不宜行结扎术，以防子女意外，再生育可能有一定困难。但如果不想再生育了，则以结扎术为最佳。

（5）更年期妇女：推荐避孕套、避孕膜、避孕栓，不建议口服或注射避孕药。因为更年期妇女卵巢功能逐渐衰退，往往表现为月经紊乱，而避孕药物，会加重经期的紊乱。

2. 不经常同房应如何避孕

一些夫妻，由于工作等各种原因，不能经常同房，期避孕问题值得关注。经常收到类似的咨询问题：“我和老公现在相隔两地，见面的时间不多，也不确定，不知道像这种情况应该选择什么样的避孕方式？”

现代夫妻经常分居的情况十分常见，由于工作和事业的关系而选择晚育的家庭也很普遍，那么“事”前如何选择既安全可靠的避孕措施来让他们安享“性”福，又不会对日后期望要孩子时产生不良影响，成了他们迫切关心的头等大事。人们往往喜欢选择对自身和配偶影响小的安全避孕措施，但是最安全（对身体无害且简单）的避孕方法，其危险性（失败率）也最高。不妨仔细斟酌，扬长避短，可保“性”致昂然。

短期不计划要孩子的女性可以选择下列3种避孕方法及1种补救措施。①选择合适的避孕套：女性用避孕套是一种柔软可折的橡胶帽，可以封闭阴道顶端，阻止精子进入子宫。因为女性阴道大小各异，所以隔膜必须由医生来选择。②口服避孕药：短效口服避孕药妈富隆具有极高的避孕可靠性，同时也少有老一代口服避孕药的副作用。③避孕药具：可以选择阴道避孕环，如一种在欧美国家使用非常广泛的新型避孕药具NuvaRing®，妇女可自己每月将其置入阴道一次，3个星期后取出避孕环，一周后再置入一个新环。④“事”后的紧急避孕措施：万一在无避孕的情况下发生性行为，或者其他的避孕方法失败等情况下，应采取“事”后的紧急避孕措施补救，如立即口服毓婷等口服避孕药。

对于3年以上不想要孩子的夫妇，可以选择宫内节育器，但需要医生的帮助；皮下埋植剂是最理想的选择，可提供3～5年的长效避孕保护。

此外，男性也可以参与避孕活动，尤其是在女性不方便避孕时的意义更大。

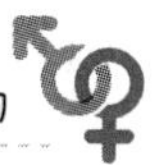

经常选择的男性避孕措施包括安全期避孕法、避孕套、体外排精法等无创方法。

3. 男性结扎后会影响性生活吗

“男性结扎”，确切地讲应称之为输精管结扎手术，它只是将输送精子的管道（男子的输精管）切断结扎，达到永久避孕的目的，而不损伤其他性器官。

有些男性担心结扎后会影响性生活，因此对于绝育很不情愿，这是因为他们对手术的认知不够。甚至有人认为，这种绝育手术像是“阉割”。阉割指的是把睾丸割掉，封建社会的太监，就是被阉割的，因而没有性欲和生育能力。而结扎术只是将精子的排出体外的通道阻断了，并不是将男性的功能“去势”。确有极少数人结扎后一时性欲下降，那主要是对手术的顾虑，产生精神负担，认为自己“去势”了，“那个”没“能力”了，出现暂时性的性欲淡漠。根据专家的经验及统计数据，结扎在生理上是不会影响性生活的。

男子的性生活包括性欲、勃起、射精、快感等几个过程。这些性活动主要受神经系统和睾丸产生的激素及心理状态等方面影响和支配。只要神经系统和睾丸内分泌的功能正常，心理活动正常，性生活就自然正常。实际上，可靠的避孕节育措施能改善夫妻间原有的性生活不足，解除了担心妊娠对性的抑制。人们追求不受干扰而又完美的性生活，但并非都能如愿。夫妻间性生活在绝大多数情况下并不是直接为了生儿育女。但正常夫妇性生活交合的直接后果却是怀胎生育。如果没有可靠的避孕措施，妊娠本身就是一种对性抑制的过程，夫妻性生活的和谐常被妊娠的恐惧心理破坏。

从临床统计资料来看，也支持上述观点：结扎后男性的性生活有大部分是更加满意，一部分是不觉得有变化，只有小部分有神经质的抱怨。房事中没有了意外怀孕的阴霾之后，性生活的和谐快乐自然不在话下。

因此，要想进行结扎的男性，只要在动机、心态、家庭生活等各个方面要有充分的认识和准备，输精管结扎手术本身是不影响“性福生活的”！

4. 男人结扎后，妻子又怀孕了

赵先生已经28岁了，有一个娇妻和一个爱子。由于妻子对避孕措施难以接受，出于爱护妻子的角度，赵先生主动承担起了计划生育责任，做了输精管结扎手术。本以为这回可以放心大胆地“办事”而不必担心妻子怀孕了。谁知道，在结扎2年后，已经恢复夫妻性生活后许久了，妻子又怀孕了。这让赵先生很困惑，不明白到底是怎么了？妻子平时一贯很贤惠，对赵先生也爱护有加，夫妻感情非常融洽，难道会是妻子有了外遇？这个敏感的问题又不便直接询问妻子，害怕因此而影响了夫妻感情，但是憋在心里又很让人“堵得慌”，让赵先生痛苦思索了好久也没有一个满意的答案。最后，不得不询问专家。

对于赵先生的这种尴尬和无奈是可以理解的，但是我们还是要面对现实。尽管结扎手术在男性计划生育措施中可以说是把握性比较大的稳妥手段，但也不是万无一失的，不能因此而怀疑妻子的“清白”。男人结扎后妻子再度怀孕，抛开社会性因素不谈，专就学术上的因素就确是有可能的。输精管结扎后的再生育可能发生在手术后的几个月内（近期再生育），也可以发生在手术后的几年甚至十几年以上的时间（远期再生育）。造成输精管结扎后再生育的原因这主要包括：

（1）手术失败：由于手术中对输精管的结扎不紧，未能关闭管腔；或结扎过紧等情况，造成结扎两侧的输精管管壁破裂，使得两个断端仍然开放而容易自行吻合而再通；手术失误也在所难免，这种情况尽管少见，但也可偶尔发生，主要由于医生的经验技术不足所造成，患者的局部解剖结构变异也可能是部分原因。

（2）残余精子：手术结扎后的男人，在精液内可以有残存的精子，一般人经过许多次的排精，或手术后2～3个月后，精液内可以不再有精子了；但是在个别的情况下，精液内的精子可以存在半年以上。尽管手术过程中非常认真地采取

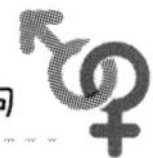

残余精子处理技术（精囊灌注杀精子药物等），仍然不能完全避免残余精子的发生。所以，结扎后的男人仍然不可以掉以轻心，还应该采取一段时间的其他避孕措施，直到精液反复检查确实没有精子后，才可以放弃其他避孕方法。

（3）结扎处复通：结扎后的男人的输精管，在经过一段时间后，极其罕见的情况下，可能有手术吻合口再通的机会，导致手术失败。结扎后的输精管的两断端可以通过上皮细胞的增生，重新沟通；也可以在血肿逐渐机化或发生炎症而得以再通。非常微小的精子可以通过再通后的微小腔隙通畅无阻地穿行。

所以，一旦出现这种情况，也不要过于埋怨和纠缠不休，也未必就是妻子有“外遇”造成的，还是应该面对现实，尽早采取措施终止妊娠，同时检查自己的精液是否出现了精子。当然，这种检查绝对不是从道德上来评判妻子怀孕的来源，而是为了从医学上寻找输精管结扎后再孕的原因，这样做的目的一方面是为重新选择避孕措施做基础，另外一方面也可以间接验证了妻子的“清白”，从而消除可能出现的误会和摩擦。

5. 如何正确使用避孕套

避孕套的价格相当便宜，既安全又容易获得。在药店、超市都可以买到，计划生育诊所以及计划生育管理部门还免费提供。这种避孕方式由男方主动分担责任与风险，从而显示出男方的体贴用心。

选择避孕套避孕是目前最认可的男性避孕的手段，它是所有的避孕措施中最安全、最可靠也是最重要的方式。因为它不但能避免怀孕，更能隔绝很多性病（特别是对艾滋病的预防）的传播。

基本的使用规则如下：

（1）每次过性生活时使用一只保存期内的新避孕套。不要反复使用。

（2）根据阴茎勃起的大小，选择型号合适的避孕套，一般有大、中、小号三种规格；避免过大或过小，避孕套过大容易滑脱，过小则阴茎被套得太紧而不适，影响性交。

（3）小心地打开包装，不要撕破避孕套，不要使用已损伤的避孕套。

（4）往阴茎上戴之前，不要事先展开它。过去所讲的，用之前先吹口气检查，如今已不再适用，因为现在均是一次性使用，且包装时已卷好，使用方便，如果用前打开，反而使戴套较为困难。

（5）在阴茎勃起后，插入阴道之前就应将避孕套戴在阴茎上。因为在射精前，常会先释出几滴精液留在尿道口，虽然数量不多，已经足以让女性怀孕了。

（6）包皮过长者如果未行包皮环切术，将包皮向后翻起，捏住阴茎套前端的小泡，将它戴到阴茎末端，这是为了先排除末端内空气，以便在射精时留有一些空间。

（7）在展开避孕套直至阴茎根部时，仍继续捏紧避孕套尖端的空泡。如果在戴套时看到有破口，或在使用时感到已经破了，立即停下来换一个新的。

（8）当男方射精后，必须在阴茎依然勃起时从阴道抽离。完成这个动作时，应该握住避孕套套在阴茎根部的连接处，这时如有近距离的接触，要非常小心，因为阴茎上仍留存着些许精液。

（9）抽出后，再次检查避孕套有没有破裂。若破了，要采取补救措施。脱掉避孕套之后，在开口处打一个死结，最好卷在面纸或其他东西里丢掉它。

6. 使用避孕套避孕为何会失败

避孕套失败的主要原因是使用不正确，而不是方法本身所致。据统计，倘若能正确使用质量有保证避孕套，失败率仅为1.5%～4.2%。但是避孕套在实际使用过程中，失败率要高得很多。究其原因，主要是人们在使用避孕套的过程中未能注意到一些细节，导致避孕失败。

我国常见的使用错误的情况包括：

（1）戴套不小心：一般来说，佩戴避孕套往往是在调情和激发性欲的阶段。

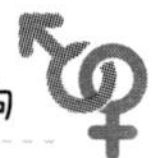

如果戴套时，指甲或戒指无意中划破避孕套，就会导致避孕失败。

（2）性器官润滑度不够：女性阴道润滑度差容易造成避孕套破裂，尤其是40岁以上的女性，性生活时分泌液明显减少。但有些年轻夫妇性交前未充分调情，也会出现类似情况。

（3）使用不当的润滑剂：据研究，若在避孕套表面涂上矿物油和植物油如凡士林、普通润肤液等，5分钟内乳胶避孕套的强度将会减弱。

（4）贮藏不当：避孕套暴露于强光、高热、潮湿和臭氧环境会丧失其强度。若将避孕套暴露于强光下10小时，避孕套的破裂率可达20%，贮藏于热带气候42个月，避孕套的破裂率为49%。

（5）避孕套型号不合适：过大或过小的避孕套在性交过程中，容易脱落在阴道内或造成破裂，使精液流入阴道。

（6）前端气囊排气不够：戴避孕套前没有将避孕套前端小囊内的空气挤掉，因此在射精后造成囊内压力增加，使避孕套破裂，精液流出。

（7）抽出不及时：射精后在阴茎软缩之前，没有及时将避孕套和阴茎一起从阴道内抽出，阴茎软缩后精液从阴茎和避孕套之间溢入阴道，或使避孕套脱落在阴道内。

（8）未全程戴避孕套：有些人怕避孕套影响性感，性交开始时没有戴避孕套，待性兴奋达到高潮前快要射精时再抽出阴茎戴避孕套，这样就起不到避孕效果。因为男性在射精前已有少量精子随尿道黏液流入阴道。有时即使在阴茎抽出阴道前主观上不想射精，但会不知不觉地有少许精液射出，导致避孕失败。

7. 避孕套会影响性感受吗

河北的林女士来信问："我结婚已有半年，因为有过一次口服避孕药失败的经历，而且近期还没有要孩子的计划，因此，医生推荐我们采用保险套进行避孕。

但我先生很担心戴保险套会影响性生活的感受和质量。请问会这样吗？”

在同房过程中，不少夫妻都很担心戴保险套犹如隔靴搔痒，会大大降低性快感。实际上，任何性器具和性用品在使用不当或对其性能不完全了解的时候，都可能给夫妻带来不良反应。

在性生活过程中，一些男士由于过度担心保险套会破裂而让妻子怀孕，这种紧张焦虑的心情必然要影响到性感受和性能力的正常发挥。实际情况也确实如此，保险套在使用不当或由于本身的质量出现问题时，确实可以造成避孕失败。因此，在使用前应该彻底检查保险套是否漏气，并将小囊内的空气排空，这样可使保险套破裂的危险性减少到最小的程度。同时，在同房前，也应该多备一份“保险”：准备好“事后”紧急避孕药物（这也是唯一快捷有效的办法）。一旦保险套破裂时可以及时扭转难堪的局面，此外也可以让夫妻安心地享受性爱。

其实，任何事物都有其利与弊两个方面，保险套也不例外。一方面从某种程度上来说，在性生活中戴保险套可能会影响性快感。但是从另一方面来讲，使用保险套后，由于阴茎头部的敏感性有所降低，可以因此而延长性交的时间，不仅使易早泄的男士性交时间明显延长，还可使夫妻双方共同进入高潮，增强了夫妻间的性和谐。在临床上，这种方法也经常被医生用来治疗早泄患者，而许多早泄的男士也乐于接受保险套。

目前，我国生产的避孕套多采用优质乳胶制成，质地柔软，薄而透明，对性感的影响很小。其实，使用避孕套只不过是习惯问题，部分发达国家的男性多乐于使用避孕套，避孕套也是我国最受城乡育龄夫妇欢迎的性生活工具之一。所以，坚持使用避孕套，就会日渐习惯，且不会明显影响性快感。

8. 男人，请不要轻易选择安全期避孕和体外排精

对于那些暂时还没有计划要孩子的夫妻，选择避孕方法往往成了让他们烦心

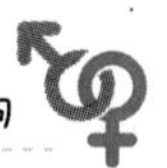

的事情。既要考虑到避孕措施的有效性，还不能对身体的影响太大，以免以后想生孩子的时候带来麻烦。选来选去，其中的一些夫妻瞄准了安全期避孕和体外排精作为避孕选择。

妇女的月经周期一般为28天，下次月经来潮前14天为排卵日，卵巢排出的卵子在生殖道内可以生存1～2天等待受精，而男性的精子在女性的生殖道内可以维持2～3天的受精能力。所以，通常认为排卵前5天和排卵后4天，连同排卵日，共计10天内的性交容易受孕，这个时期称为排卵期或易受孕期。从排卵期的后1天到下一个月经期的前一天，以及月经期的后1天到排卵期的前一天的一段时间内性交不容易怀孕，称为安全期。也有人简易地推断在经期的前后1周内性交不容易怀孕，为安全期。由于妇女的排卵可以在情绪和环境等因素刺激下出现提前或延后，经常会导致避孕失败。有人形象地称其为“安全期，不安全”。

体外排精法，又称为性交中断法，是男人在射精不可避免阶段把阴茎从阴道里抽出来，在女子的体外射精，由于没有将精液射入到妻子的体内而起到了避孕目的。体外排精不是很好的避孕法，容易造成意外怀孕，即使结合安全期避孕使用，失败率也还是很高，自然会对男女双方的性心理产生不良的影响。实际上，体外排精法可能是效率最低的节育方式。根据统计数字，如果有100对夫妻使用这种方法来避孕，有30名妇女会怀孕。体外排精法造成避孕失败的原因主要有：①射精前从尿道口流出的液体中可能含有精子，每滴液体内可能含有数万个精子，而让女人受孕只需要一个精子；②性高潮阶段快速的抽出阴茎过程也不能万无一失，一旦有闪失，可以使部分精液射在阴道内；③有的男人喜欢一夜之间多次性生活，可以使残存于尿道口内的精子“乘虚而入”。

此外，长期体外排精能引起一些相当严重的性问题。使用体外排精法避孕的男女，由于担心意外射精可能会使妻子怀孕，夫妻双方总是在紧张焦虑中度过（本该放松愉快的）性生活，使得双方均容易落入性心理的陷阱，产生不和谐的心理因素，使缺乏性经验的年轻男子养成迅速的射精反应，男子不能在阴道内冲刺到射精为止，不能无拘无束地享受高潮快感；同时也容易忽视了女人满足性快感的要求。因此，男子很快就会养成早泄的习惯，让以后的夫妻生活难以和谐；

女人由于难以在性生活中获得满足，也容易出现性冷淡。

由于安全期避孕和体外排精法的避孕失败率较高，且长久使用者还可能出现许多性功能问题。所以，对于近期不计划要孩子的夫妇来说，可以尝试工具避孕或药物避孕法；如果在相当长的时期内不计划要孩子，需要考虑一个长久的办法，例如宫内节育器或皮下埋植等，最好不要采取安全期避孕和体外排精方法，以免遭遇避孕失败和对性生活的不利影响。

9. 绝育男人可以不绝育

计划生育是我国的基本国策，在控制人工增长中的作用巨大。根据国家统计局 2008 年 11 月 3 日发布的报道显示：计划生育政策实施 30 多年来，中国少生 4 亿多人，使得中国“13 亿人口日”和“世界 60 亿人口日”的到来时间都推迟 4 年。在此期间，中国人口占世界人口的比重由 1980 年的 22.2% 下降到 2007 年的 20.1%；中国人口年增长占世界人口年增长的比例也从 1982 年的 18.4% 下降到 2007 年的 10.3%。

有一利必有一弊。有许多男人，在他们已经生育子女后，积极响应国家号召，进行了绝育手术（输精管结扎术）。但是，经过若干年以后，当他们因为某些原因，例如子女意外伤亡、残疾、丧失生育能力等客观因素，需要再次生育时，以往的绝育手术成为他们获得子女的最大障碍。这一对来信的农村夫妇就遭遇到了这种不幸的情况，他们在来信中谈道：“他们在多年以前已经生了一个孩子，随后丈夫做了输精管结扎手术，2002 年孩子不幸夭折，现在他们想做男性输精管吻合手术，不知这种手术的难度有多大？手术成功率有多高？需要多少钱手术费？”

造成输精管结扎手术男子不能生育的主要原因是排放精子的通路受到了干扰，使得睾丸内制造的生育“种子”被牢牢地限制在睾丸内，因而丧失了让卵子

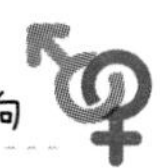

受精的机会。此外，结扎手术造成的自身免疫反应等也对精子十分不利。对于这部分人的生育问题，现代的医疗技术完全可以圆满解决，结扎手术并不能完全剥夺男人的求子愿望。

首先要选择的治疗措施就是恢复输精管的畅通，使得精子能够从自然的途径排放出来，采用的手术方法在医学上称为输精管吻合术。输精管吻合术非常简单，手术需要的时间也很短，20～40 分钟，费用也相当低廉，是面向基层的大众办法，当然也是非常管用的办法。下面的附图就是输精管吻合的两种手术方法，即传统的手术方法（图 8）和显微外科方法（图 9）。由于显微外科技术的进步，使输精管吻合的准确性和成功率明显提高。

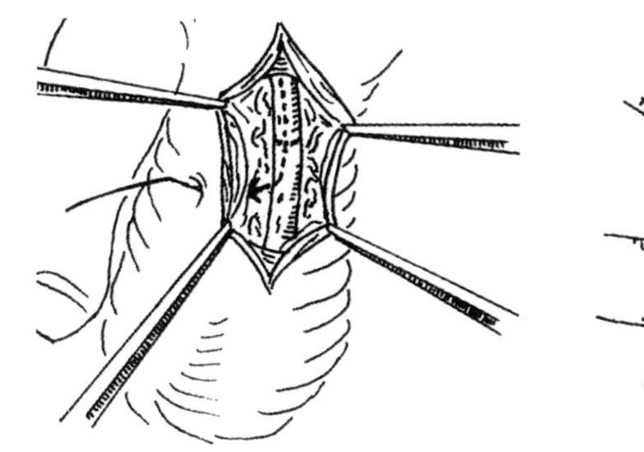

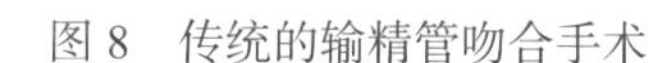
图 8　传统的输精管吻合手术

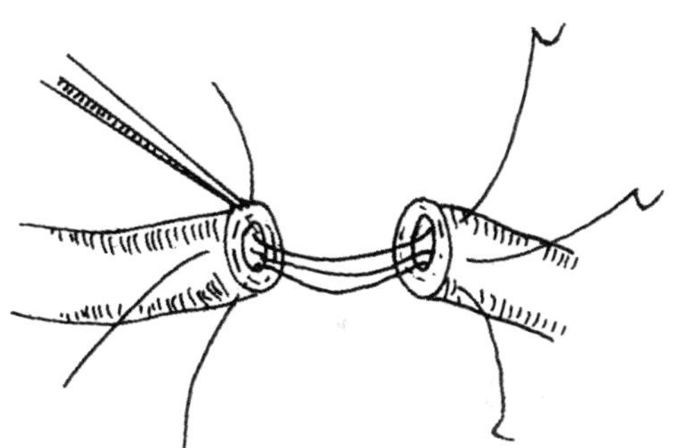

图 9　显微外科输精管吻合术

但是，对于进行了手术吻合输精管的男人，他们最关心的是能否有生育能力，与之相关的一些问题常常困扰着他们，例如手术是否成功地恢复了输精管的通畅性？手术后的精液内是否出现了精子？精液内的精子是否具有生育能力？吻合的输精管是否还会再次堵上？如果手术后经过一段时间仍然没有让妻子怀孕，还有什么办法？等。

输精管手术治疗的成功与否决定于操作者的经验和技术、输精管的具体情况、是否出现手术后感染等并发症。手术后在精液内出现精子就表明手术是成功的，输精管恢复了通畅，平均约 80%。如果手术治疗失败，精液内没有出现“久违”了的精子，在经过一段时间的恢复后，一般需要 2～3 个月，可以考虑再次进行手术尝试，仍然有成功的机会。但是手术成功并不一定能够让女方怀孕，手术吻合后的再生育率波动较大，一般为 40%～60%。

对于手术后已经恢复了输精管的通畅性，精液内已经出现了精子，但经过一段时间仍然没有怀孕的患者，可以按照一般的不育症进行治疗，毕竟经过这么多年没有“使用”的精子也可能“懒惰”了，或者制造精子的工厂（睾丸）也可能在此时期遭遇过各种打击或“不测”，使得制造出来的精子不能适应激烈竞争（使卵子受精）的需要。在经过药物治疗一段时间后仍然不能恢复自然生育者，可以考虑实验室技术，让外力来“扶持”精子一把，例如精子体外处理、人工授精、宫腔内人工授精等技术。万不得已时，通过试管婴儿技术也完全可以解决这类夫妇的生育问题。

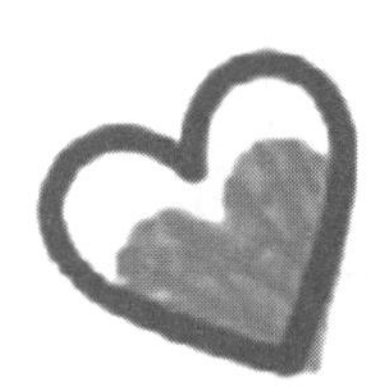

第五章

综合因素对男性健康的影响

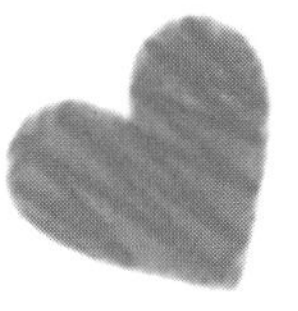

1. 你将以哪一张“脸谱”去面对明天的生活

曾经有人问道：什么才是人生最应该看重的呢？有人回答得很巧妙：有钱不如健康、健康不如长寿、长寿不如快乐。的确，人活着最重要的是快乐。

当你清晨在自己家里的卫生间里，面对着镜子，你将看到的是怎样一张面孔呢？是愁眉苦脸、郁郁寡欢、强颜欢笑、心不在焉、平平淡淡，还是满心欢喜、喜气洋洋？愁眉苦脸、郁郁寡欢的面孔，可以使你的面部肌肉僵化、呆板、表情凝固，也会使你看上去比实际年龄要苍老许多，从生理角度讲也会影响你的内分泌激素的分泌，因而降低你的应激和抗病能力；满心欢喜、喜气洋洋的面孔，可以使你的面部肌肉运动增加、面部表情丰富动人，会使你看上去年轻而充满活力，从生理角度讲也可以更好地协调你的内分泌系统的功能、增强抗病能力，还可以提高你思维的敏感度和解决问题的能力，使你可以面对更大的生活挑战。

列举一个外国人的例子。在某西方国家的圣诞之夜的一个小酒吧里，店老板在接待一些来消夜的客人。一个卖花的老妇人正在不厌其烦地推销她的鲜花，但是没有人对其产品感兴趣。同时由于天气的寒冷和客人的稀少，使得空气中弥漫的情绪显得有些低落。这时，进来一个偶尔来到这个小镇的海员，由于远航而不能够与家人团聚，只好来到这个小酒吧进餐。他向所有的客人祝贺节日快乐，并买下了老妇人所有的鲜花。欣喜激动的老妇人将鲜花分发给所有的客人，又在酒吧里欢快地跳起了节日的舞蹈。酒吧老板也在同时播放了圣诞的歌曲，并许诺免费供应所有客人啤酒。快乐的气氛迅速感染了全部的客人，他们纷纷离开餐桌，来到酒吧的中央，伴随着圣诞祝福的歌声翩翩起舞，其他的客人也共同高歌，迅速达到了狂欢的状态。嘹亮的歌声和喧闹的热烈气氛传出很远。许多的过往居民也都纷纷停下来，感受这份愉快、狂欢的心情。整个小镇都因此感受到了节日的激情。

在男科疾病的发病机制中，精神心理因素占有一定的地位。长期处于抑郁、焦虑的状态，可以使男性患者的内分泌激素，如肾上腺素分泌紊乱，导致睾丸内生成的精子异常，进一步削弱雄激素的产生能力，并使治疗效果大打折扣。而积极向上的情绪，则可以起到正面效应。

快乐的一天是一天，忧愁的一天也是一天，但人生中能有多少个一天呢！你会希望在你老到可以“写回忆录”的年龄时，往事的记忆力充斥的只有忧愁而没有快乐吗？

我们是生活在社会中的人群，没有人能够躲到世外桃源。带着这些不同的面具，你会把不同的情绪感染你周围的人。生活像一面镜子，你哭它就哭，你笑它就笑。要知道，欢乐是可以换来欢乐的，甚至可以激发更大的欢乐。让我们一起来激发出我们周围最大的快乐吧，把好心情带给每一个你接触到的人，并在这个欢乐祥和的气氛中体验生活带给我们的最大甘美，来共同享受美好的人生！

2. 时常调节自己的心境

境由心生。许多疾病的产生与人体的精神状态都有着十分密切的关系。强烈的或者恶性的不良精神刺激对人体的许多生理功能，如内分泌功能、脏器运行功能以及新陈代谢功能等都会产生重要的影响，并因此可以诱发某些疾病，而人们是可以通过自我方式来对这些不良刺激进行必要的心态调整。

有个十分经典的故事是讲一个老太太卖鞋和雨伞。晴天她担心雨伞卖不出去，而雨天她又担心鞋卖不出去，所以她总是心情不好，整天抑郁寡欢，夜夜难寐。用现代人的看法是：她活得很累。其实，这是心态不正常，思维模式偏颇的结果。如果自觉地进行心态和思维模式的调整，完全可以改变这种不良状况。在别人的指导下，这个老太太改变了思维模式，晴天想到鞋好卖而高兴，雨天想到雨伞好卖而高兴，从此每天都乐呵呵的。

还有一个比较经典的故事，描述的是一个赶考的书生。他在大考的前夕做了一个梦，梦见墙头上长出了白菜、下雨天自己戴着斗笠还打了一把雨伞、与朝思暮想的情人背对背在同一张床上。在请示了一位解梦先生后，他放弃了考取功名的想法，准备打道回府。在别人的追问下他才道出缘由。原来，解梦先生告诉他：墙头上长出了白菜是“不可能的事情”；戴着斗笠打雨伞是“多此一举”；与情人背对背睡在同一张床上是“没戏了”。一位智者对他的梦重新进行了解释：墙头上长出了白菜是“高中（种）”；戴着斗笠打雨伞是“双保险”；与情人背对背睡在同一张床上是只要翻过身来就可以成事，你要“翻身”了。书生闻听此言大喜过望，一举考取状元。

由此可见，外部的客观环境未发生实质性的变化，仅仅是心态和思维模式的调整就可以使人发生巨大的变化。

生活中有很多典型的例子都是表示人们在自觉或不自觉地进行这种心态的调整。当你丢失了钱财时，甚至陌生人也会友善地安慰你：破财免灾，很多时候你自己也会这样去想；当你身处逆境，没有一个比较满意的生活工作环境、得不到合理的使用或没有因为自己的业绩而获得自然升迁的时候，你的至爱亲朋会鼓励你：天将降大任于斯人，必先苦其心志、劳其筋骨、饿其体肤，我们自己何尝不是这样期盼的呢！

从另外一个角度看，破财可能会真的免灾，而飞来的“横财”未必就是好事情。因为“破财”，可能使你免去了许多冒险投机的机会，也会因此而使你的情绪冷却下来，这样对你冷静地分析形势和应对环境都是有益的，也因此大大地减少了你遭遇危险的机会。而一些人因飞来横财的同时却也带来了“横祸”的现象也很多。例如彩票中大奖者，有的被谋杀，有的被恐吓勒索，有的为了管理这个数目庞大的钱财而劳心费力，整日里提心吊胆，根本也体会不到“横财”带给他们的任何快乐。

没有得到升迁，可不可能是我们过高地估计了自己的能力？或者可能因为这一次的失意却会得到更好的机会。当然了，这可能使得我们少了很多不必要的应酬和面对紧张激烈人际关系的复杂局面，也许我们根本就不适应那种应酬别人的

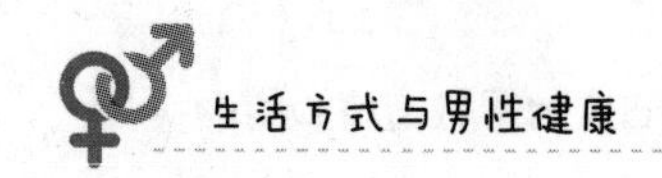

生活环境，平淡中的生活可能更加有滋有味，平平淡淡才是真，并因此而会得到另外的补偿：心情祥和、身体康健、延年益寿。要知道，这个世界上杰出的人才毕竟很罕见，我们绝大多数的人都是普通人，我们要接受这个“残酷”的现实，并且甘于“寂寞”，甘于过普通人的日子。

上帝是公平的，他在剥夺了我们某些利益的同时，必将给予我们另外一些来补偿。

你一定会嘲笑我：是不是有些阿Q精神呢？实际上，在我们的生活里会有很多不如意，人在很多时候是需要一点阿Q精神来自我安慰的，人没有必要为生活中的点点滴滴太过在意。当我们回首往事，你会发现以往的生活中你对于某些人或某些事情过于执着或在意，甚至可能犯了太多的错误，有些是无法弥补的，而现在看来根本就是微不足道的。过去的种种执着可能严重地伤害了别人，但也搅乱了自己心境的平和，为你带来了身心上的巨大伤痛，并可招致许多疾病的发生，如高血压、心脏病、肿瘤、精神疾病等，而与我们男人生育密切相关的男性不育的发生发展和久治不愈也与异常的精神心理状态有着密切的关系。所以有人说，如果能够重新活一次，我们中的很多人可能都会成为伟人或智者。也许这只能是“如果”，而在现实生活中是很难做到的，毕竟我们买不到“后悔药”，但是我们可以尽量地调整自己的心态，尽量少犯那些可能会让我们“后悔”的“低级”错误。

总之，以自我暗示和宽慰的态度来调整自己的心态，消除精神心理上的困惑，做到宠辱不惊、心态平和、知足常乐、自得其乐，是获得心境平和宁静的重要法宝，这可以预防疾病的发生，也可以促进疾病的康复，是保健养生的最佳途径。

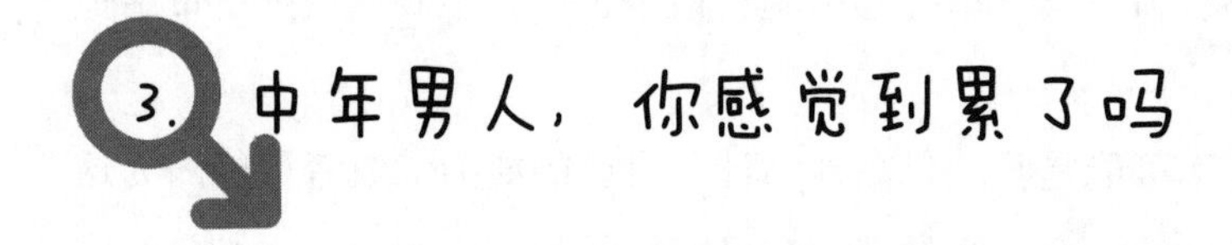

3. 中年男人，你感觉到累了吗

刚三十多岁的张先生，近几年来发现自己与从前有点不太一样了，尽管在

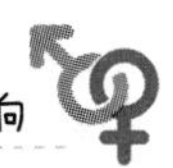

单位里已经打下了一片天地，到了“呼风唤雨”的程度，但是一面对自己的爱妻就觉得心虚，每每在需要自己表现的时候“力不从心”，阴茎“无精打采、垂头丧气”地耷拉着，妻子用手刺激老半天才渐渐进入状态，但是要达到射精的时间越来越长，一开始要二十几分钟，现在想射精还真要费“九牛二虎”之力。有的时候尽管尽力了，但是还是难以将精液排出来。这种“马拉松”似的性生活让他觉得很难过，对性生活也渐渐地丧失了兴趣。最初，张先生买了几片万艾可（伟哥），效果也不太明显。张先生实在不堪忍受妻子的那种无奈和失望的眼神了，终于鼓起了勇气，来到医院，希望医生能够助他“重振雄风”。

检查结果让张先生大吃一惊，医生告诉他：“你患有糖尿病，而且病情还不轻”。

糖尿病可以造成全身血管系统的病变，包括维持阴茎勃起的动脉和静脉血管的病变，是严重影响成年男性性功能的常见疾病，可以造成阴茎的勃起不坚，因此而影响性感受。为了达到性高潮，男性必须要比以往付出更大的努力，因而性生活时间要明显延长。尽管如此，有时还难以达到射精所需要的刺激强度，尤其是在体力和精力不佳的时候，偶尔出现不能射精也就在情理之中了。此外，糖尿病患者的血管病变可以造成组织营养的障碍，同样可以影响到发动射精的支配神经，也是其出现射精困难和不射精的重要原因。

经过一段时间的积极地控制血糖，并配合性功能康复治疗，尤其是配合饮食和生活制度的调整以及心理状态的调整，使张先生逐渐恢复了正常的射精功能，又从新享受性爱带来的欢愉。

人到中年，正处在人生和事业的顶峰阶段，但精神状态和一般的身体功能，包括性能力，却在一点一点地离我们而去，而各种疾病和异常却悄然不期而至。许多疾病，如糖尿病、高血压、动脉硬化、内分泌疾病、前列腺疾病、肝肾疾病等，以及过度肥胖的大肚腩、脂肪肝等在中年男人中的发病率逐渐增加了，而这些疾病的早期表现又往往不太明显而容易受到忽视，况且许多事业上非常“成功”的男人往往拒绝或不愿意接受强健的自己也会患病的事实。

从生理角度讲，这些中年男人容易患的各种疾病的早期症状常不明显，也不确定，却往往以性功能改变为首发症状出现。所以，且不可大意，不要忽视性功能改变背后所掩藏的潜在疾病，并且尽早接受专科医生的检查与咨询，确保身体在健康状态。毕竟，健康是最重要的。

男人到了中年，也是最难以做人的“难”人，你要承担起家庭和社会的重任，同时还要面对很多你不愿意接受的改变。面对这种改变，男人：你准备好了吗?

人们常说：年轻的时候是用健康换钱，而人到中年要注意养生，是用钱来换健康的时候了。尽管我们不一定要花费大把大把的钞票真的去“买”健康，但是你不妨在饮食习惯、生活制度和心理状态方面进行必要的调整，以适应新“形势”的需要。

（1）选择健康菜单：戒除不良的饮食习惯，尽量少食用油腻和油炸食品可以避免体重增加；饮食中适当增加肉类、蔬菜、水产品、蒜、水果和坚果的比重，可以增进人的性欲、增加微量元素，降低胆固醇并可减少心血管疾病的发生率，有利于人体的健康；应该严格控制或戒除危害健康并伤“性”的吸烟和酗酒。

（2）如何不发福：现代社会，人们已经不必为衣食犯愁了，由于饮食无节制而出现的“大胖子”出现的频率明显增加了。过度肥胖，使你的身体要承载过重的负担，可能会使你“不堪重负”。此外，肥胖还容易诱发许多疾病，如心脑血管疾病、脂肪肝和糖尿病等，并可以影响男人十分看重的性能力。因此，控制体重的增长是现代新人类的时尚，可以通过精挑细选你的食谱和适当的运动来实现。

（3）选择合适的项目、进行适度的体育活动：体育锻炼可以增强全身的体质和一般的抗病能力，例如散步、慢跑、爬楼梯等，并可以消耗掉多余的能量，保持体重的稳定，而且需要持之以恒地坚持下去。但是过于激烈的运动和某些骑跨运动是有害的，应该尽可能回避，例如激烈的竞技运动、长时间骑自行车等。

（4）培养良好的心态：淡泊名利，不要为金钱和名利地位而太过辛劳、太过争强好胜，否则将会有各种不良情绪伴随你，是各种疾病的“罪魁祸首”和难治因素。

（5）热爱生活：营造良好的生活环境，尽可能让自己生活的舒服一些、规律一些，使自己“爱”的“小巢”温馨一些。同时，不要透支自己的健康，不要过度劳累。

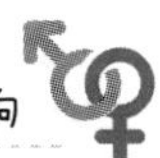

（6）中年男人要“养”性：和谐美满的性生活有益于人体的健康长寿、精神愉悦，中年男人也要抓住青春的尾巴，再度焕发性的活力。因此，建议在日常生活中要不断地密切夫妻感情，同时注意性生活的合理性和有节制性，性生活过程中切忌心不在焉，而应该提高注意力；体力和精力不佳时，千万不要勉强自己过性生活；适当减少性生活的次数，使得性能量有一定的储存；对于存在性腺功能低下者，可以小量、短期补充雄激素来增强性欲望、增加精液量，但必须在专科医生的指导下进行。此外，要坚决反对和制止婚外性行为和性乱交，这不仅可以遭受性传播疾病的困扰，还可以给男性造成一定程度的心理压力。

（7）做好男人特区的保健：男人要在如厕前后均要仔细清洗自己的双手，在夫妻性生活前后均要进行特区的清洁卫生，而不是以往的单纯在“办完事”后才会因为觉得排泌物（大小便、精液、包皮垢等）肮脏而清洁，这样对保护男人的特区是至关重要的。同时，男人经常在洗澡的时候自检自己的外生殖器官，可以早期发现一些疾病，如包皮阴茎头炎、阴茎硬结、局部的炎症、甚至还可以早期发现睾丸肿瘤，挽救自己的生命，毕竟没有人会比自己更加早期地关注到身体上发生的细微变化。

（8）定期接受健康体检：中年男人逐渐会出现许多疾病，如高血压、高血脂、糖尿病、脂肪肝、前列腺炎、胃肠道疾病等疾病，并将表现出相应的症状。如男人如厕时间变长、如厕次数增加可能与便秘和痔疮有关，还可能是前列腺除了毛病。此时，应该接受必要的检查。一旦确定诊断患有某种疾病，应该严格按照医生的医嘱服药。中年男人常常会由于事业的繁忙而容易忽视对自身疾病的关注，也不容易坚持按照医嘱用药，此时需要他的妻子督促监督，来为丈夫把握好治疗的顺利进行。

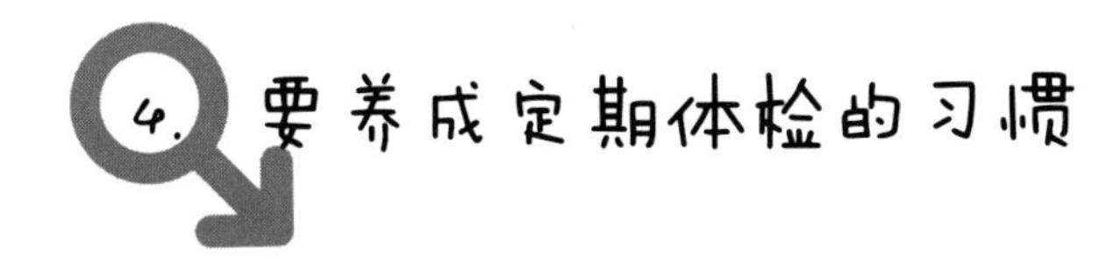

4. 要养成定期体检的习惯

现代人越来越关注自己的身体健康，往往对衣食住行非常小心和挑剔，却容易忽视或从来也没有接受定期体检的习惯，可能成为健康隐患，值得关注。“没有定期体检的习惯”的危害是显而易见的，有时甚至是致命的，可以延误对许多疾病的早期发现和早期治疗，并延误对健康的早期关注。

定期体检可以早期发现某些肿瘤或其他疾病。现代科学技术的发展带动了诊断技术的进步，使得大批现代化诊断仪器和设备得以应用，可以使绝大多数疾病的蛛丝马迹被早期发现和确定。值得注意的是，在进行健康体检时，首先选择那些基础的、必要的项目是明智的。定期体检也不一定需要花费很多金钱，许多检查项目是可以有选择性的。实际上，很多疾病通过简单检查，如叩诊，听诊，直肠指检，血、尿、便常规检查等就能明确诊断，或者发现疾病的早期征兆。这些传统的检查手段与所谓的高级诊断技术相比常常能发现更多、更有价值的信息。

“亚健康”是近年来的流行术语。定期体检还可以早期发现身体的某些不在健康范围内的指标，提示可能有发展成某种疾病的趋势，也就是人们所说的亚健康状态，这是最值得人们进行关注的。

此外，定期体检可以得到专家的健康指导，包括接受健康的生活方式教育和某些疾病的预防知识，从而达到保持良好生活方式和防病于未然的目的。

因此建议，对于各个年龄段的人们都要关注健康，接受定期的体检，尤其是中老年人，毕竟高龄者有较高的各种器官系统疾病的高发态势。

在选择定期体检项目时，有一些基本的注意事项不可忽视。

由于疾病的发生可以有着显著地年龄差异，因此针对不同年龄段的人群，应该进行有针对性的定期体检，并采取不同的方式接受定期体检。实际上，不愿意选择或没有必要选择繁杂的整套体检项目的人并不少。即使是对于以往健康状况一直良好，或连续多年进行健康体检的人来说，全盘的体检项目也不必每年都重复一次。可以选择对部分体检项目进行隔年或每隔 2 年进行一次，尤其是那些费用较高、有一定创伤性而实际意义并不大的检查项目，以降低体检的费用和节约时间。

（1）学龄前、小学、中学及大学期间的人群，主要关注发育问题和感染性疾病的防控，接受国家组织的预防保健接种和定期体检，尤其是入学与毕业体检

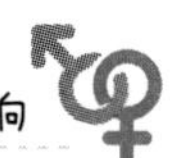

等，基本上就可以满足对健康的关注和早期发现疾病的需求。

（2）20～30岁的人群是人们最强盛的时期，很少发生疾病，主要关注婚育和生殖健康问题，定期体检的需求不大。

（3）30～40岁的人群，已经过了最强盛的时期，可以每3～5年进行一次健康体检。

（4）40～50岁的人群，体能和各种功能状态开始下降，宜每1～3年进行一次健康体检。

（5）50～60岁人群，许多慢性疾病逐渐找上门来，例如高血压、高血脂、糖尿病等，则宜每年进行健康体检，早期发现潜在的疾病，加以有效的防治。

（6）60岁及以上高龄的人群，心脑血管疾病及肿瘤高发，不仅应该关注全身健康状况，还要给予某些特殊疾病的重点关注，例如男人的前列腺增生、前列腺癌，女人的子宫和卵巢肿瘤等，并随时进行某些项目的健康监测，尤其是已经患有某些疾病的人群，定期体检可以动态观察疾病的变化规律，合理调整治疗方案，都是十分必要的。

5. 让健康体检物超所值

最昂贵的并不是最必要的

现代科学技术的发展带动了诊断技术的进步，使得大批现代化诊断仪器和设备得以应用。一些患者在选择健康体检项目时，常常希望通过现代化的诊疗手段来“速战速决”或“一锤定音”，例如，选择彩色超声、CT、MRI甚至PET等检查，他们认为贵的就是好的。

实际上，很多疾病通过简单检查，如叩诊，听诊，直肠指检，血、尿、便常规检查等就能明确诊断。这些传统的检查手段与所谓的高级诊断技术相比常常能发现更多、更有价值的信息。例如叩诊锤可以获得神经反射和功能状态的信息，听诊器可以察觉心脏各个瓣膜的功能，直肠指检可以直接感知前列腺的局部情况，尿常规对于发现泌尿生殖系统的病变敏感度最高。所以，在进行健康体检时，首先选择那些基础的、必要的项目是明智的。只有当基础项目提示可能存在异常，需要进一步明确诊断时，才有必要使用高级技术和设备去检查。

客观看待“生理性异常”

健康体检可以早期发现某些肿瘤或其他疾病。但是，在体格检查的众多结果中，毕竟有更多的是生理上变异或波动的结果。例如，由于饮水过少，使得许多体检者尿常规检查结果内有一些项目“超标”；情绪紧张激动或运动后血压会偏高；B 超检查发现肾脏有阴影，实际是因肾囊肿所致等。有些人对健康体检发现的某些异常指标过分担忧，而这些异常很可能属于生理范围内的变化，或检测结果波动所造成，并无太大的临床意义，却可以让当事人忧虑不堪，甚至会导致盲目的恐慌和过度诊治。

对基本检查项目不要挑三拣四

在泌尿外科进行体检时，前列腺的触诊检查是基本的检查项目之一。许多患者对直肠指检前列腺存在恐惧，担心检查带来疼痛不适或造成伤害而不愿意接受，但这一检查是非常重要的。

直肠指诊检查是对前列腺炎以及前列腺其他疾病，如前列腺增生、前列腺癌等进行临床诊断不可缺少的重要手段。事实上，45 岁以上或怀疑有前列腺疾病的男性，应该每年常规进行前列腺直肠指诊检查。许多老年男性前列腺癌的诊断，往往不是依靠大型仪器查出来的，而是靠手摸出来的。实际上，前列腺指诊检查并不可怕，不舒适度也在可忍受范围，尤其是在医生耐心加细心的操作下，几乎没有任何痛苦，完全不必恐慌。

选择有针对性的体检项目

一些体检中心开设的体检项目往往是缺乏针对性的，从头到脚全面进行检查。尽管这样的体检比较系统全面，收费和管理上也比较简单，但是却难以满足人们的多层次需求。

实际上，不愿意选择或没有必要选择繁杂的整套体检项目的人并不少，例如那些工作繁忙者、特殊职业者、曾经患过某些疾病但已经康复者、家庭经济条件比较困难的人群等。许多人可能就是因为对体检耗费的大量时间和较高额的费用无可奈何而回避体检。此时，选择那些对掌握自己的健康状况非常必要的检查项目是明智的。例如，对于工作紧张繁忙者或家庭比较困难的人，只要对重要脏器的功能状态进行检查就可以了，而不必面面俱到；对于从事采煤作业者，呼吸道疾病较高发，可以进行肺脏和气管的专项检查；以往患过肝炎的患者，虽然早已康复，但是定期进行肝脏功能的检查，可以了解其功能状态，达到防患于未然的目的。

即使是对于以往健康状况一直良好，或连续多年进行健康体检的人来说，全盘的体检项目也不必每年都重复一次。可以选择对部分体检项目进行隔年或每隔2年进行一次，尤其是那些费用较高、有一定创伤性而实际意义并不大的检查项目，以降低体检的费用和节约时间。

后记：贫穷也是一种生活方式

1. 亲恩深似海

学有所成的“我”无疑是村里人的最大骄傲，尤其是对于年迈的双亲。培养了一个博士，这在村里、乡里简直是不敢想象的事情。要知道，即使我们县城，考出去的博士也寥寥无几。

最艰苦的日子是大学本科的那5年。每次的寒暑假，我总是既高兴又难过：高兴的是可以见到父母和小伙伴，难过的是又要为新学期的费用而发愁。每当即将开学的时候，我都会看到父母又分头“串门”去了。我知道，他们是在为我筹集下一学年的费用，这总要让我在心里默默地难过好久，这种感觉像一块巨石一样从来没有离开过我，我也从来没有勇气直接说出来。

每当开学的时候，母亲照例是要为我带上一小面袋蒸馍和一塑料袋咸菜，这可以让我有近一周的时间不必到学校的食堂花“现钱”买饭。父母照例要为了儿子的远行而送行，他们总是相伴而行，站在风雨里，一遍又一遍地叮嘱我不要忘记给家里来信报平安。让我永远也忘不了的是父母那花白的头发、日渐弯曲的身影和母亲婆娑的泪眼。这么多年过来了，我仍然忘不了这个场景，我仍然害怕送别，仍然害怕面对父母那期盼的眼神。

熬过了最“艰苦”的岁月，继续攻读硕士和博士，毕业后又留在了人人羡慕的首都工作，自己终于可以挣钱了。为了回报父母多年的付出，在拿到了第一个月的工资后，我给家里写了一封信，让父母到北京旅游。当年迈的双亲站在天安门城楼上时，父亲激动地拍着胸脯说：“我是我们村第一个来到首都，第一个来到天安门城楼的。”看着父亲那自豪和激动的样子，我也受到了强烈的感染，眼泪唰唰不停地流淌。一刹那，多年的愧疚和负债感也离我而去。在以后的岁月里，每当想起当时的情景，仍然会让我心潮难平。

当我可以不必带着内疚和负债感面对父母时，我坦然地问他们：“每半年一次的借钱一定让你们很难过，很没有面子吧！你们是如何还清借贷的？”

父亲的回答大大地出乎我的意料，他说：“每次我和你妈出门借钱的时候，从来没有过丢面子的感觉，相反我们觉得很自豪。家里能够出一个‘状元’，这是多少钱也换不回来的，是我们家祖辈上积德，祖坟冒青烟了。我们家里的积蓄肯定不够培养一个大学生的，但是你不仅是属于我们老两口的，也是属于全村的。村里人都知道我们的难处，借给我们的钱从来也没有人找我们要过，大家只是希望帮助我们家解决困难。只不过，你还想到问起这件事，算你小子还有点良心。”说着话，父亲用颤抖的手打开了家里唯一的一个上锁的木箱子，取出了一个包袱。打开包袱，我看到了厚厚的各种各样的纸，有报纸的边、窗纸的片、墙纸的角，有些已经变色发黄了，上面写满了哪年哪月哪日从哪家借来的钱的数目。

“欠条都在这里，你看着办吧，乡亲们没有人会在意你的钱。这都是在我们最困难的时候别人资助你的，你还钱会伤害到他们的感情。你是我们两口子和全村人的骄傲，你的成功已经大大地超过了我们对你的期望，你早已回报了我们。”

拿着这些不需要偿还，却永远也还不清的欠条，我沉默了。

2. 因求学而“负债”

学有所成无疑是穷人家孩子的极大骄傲，更是家乡父母和亲朋的最大期盼。但是，成才让众多穷孩子付出了太大的努力和太多的艰辛，尤其对于那些来自于边远贫困地区的孩子更是如此。要知道，能够成才就等于永远摆脱了贫困，还等于没有辜负亲人的期望，更是为偿还多年来对父母亲朋的亏欠奠定了基础。尽管家庭并不富裕，但青少年时期的生活毕竟充满了亲情和友情，即使在最困难的时候我们仍然可以深切感受到这一点，这也让我们更加怀念和希望加倍回报支持自己的父母亲人，毕竟多年的求学给贫困家庭额外增添了太多的负担，这几乎可以表达了万千学子对父母的亏欠和报恩心理，以及永远也偿还不清的精神债务。

3. 艰难的求学之旅

自从我的杂文“还不清的欠条”在 2002 年 8 月 1 日的“南方周末报”发表以来，引起了多方面的关注，许多亲朋好友纷纷以各种方式表达他们深切感动和对“我”的同情、理解和支持，这让我非常激动。应该说，感动他们的不是我的文字，而是基于真人和真实事件为背景的人间真情。实际上，穷人家的孩子哪一个不是依靠艰苦奋斗熬过来的呢！又有哪一个不是在父母亲人的期盼和泪眼中成长的呢！所以才让他们在读到“还不清的欠条”时，会有“类似年轻时看《读者》文章时经常涌起的那种感动”。在成长的道路上，穷孩子们可能都有着几乎同样的生活经历，这也是引起他们共鸣的主要原因。例如开学的时候从家里带上几个蒸馍和咸菜，这可以让他们几天内不必到学校的食堂花“现钱”买饭；生活在大都市却从来没有尝试打一回“的”，甚至可以为了节省微薄的交通费用而“算计”是否要少坐一站地；饥肠辘辘难以入眠，可以与室友分享一袋简装方便面；衣着简朴的甚至可以与“新三年、旧三年、缝缝补补又三年”媲美。有多少穷人家的孩子仍然忘不了父母为了孩子远行而依依惜别的婆娑泪眼这个场景，这让他们到独立的多年以后仍然害怕送别，仍然害怕面对父母那期盼的眼神。

4. 过于沉重的“报恩”

然而，长年的节衣缩食和辛苦工作，尤其是背负着沉重的亲情包袱，严重地伤害了“穷人家孩子们”的健康。他们往往两鬓过早地斑白了，面容比同龄人衰老憔悴了许多，患有脂肪肝，经常失眠，记忆力大不如前。面对着如山般的工作几乎快要把他们压垮了。

“成才”对于辛勤的学子们具有多么大的诱惑呀！多少人为之而努力，而又有多少人为了难以如愿而扼腕叹息。穷人家的孩子常常会甘于寂寞却不甘平庸地加倍勤奋，甚至“乐于”忍受与星星做伴的孤独，“成才”也会更加“关照和光顾”他们。然而，当他们一旦真的成才，却又面对众多的亏欠，尤其是来自于父母、爱人和子女的亲情“债务”，当然也包括自身健康的亏欠，而精神上的“亏欠”却更让他们难以承受。这些“亏欠”的不断累积，甚至可以让美好的事业中途夭折，让人惋惜。一些调查发现，家庭出身寒门的后代，由于成长期间的艰难生活状态与营养不佳，他们在成年以后的健康状况不容乐观，许多人存在营养失衡（脂肪肝、大肚腩或过于瘦弱）、精力不济（神经衰弱）、疾病缠身（高血压、糖尿病、前列腺疾病）等健康隐患，甚至有许多英年早逝的中青年才俊，给他们本应很乐观的事业前景蒙上了一层阴影。

5. 成才即是最好的回报

学有所成的莘莘学子在力所能及的范围内回报亲人的付出理所当然，但是完全不必额外背负沉重的精神负担，完全可以不必带着内疚和负债感面对有恩于自己的父母亲朋。

父母亲情是伟大的，他们完全是心甘情愿不求回报地在支持着自己孩子的事业，况且能够学有所成已经是带给父母的骄傲，更是对他们的最大回报。成才是多少金钱也换不回来的，是让父母觉得很自豪的事情，只要子女的事业成功就已经实现了他们的期望。更为重要的是，父母亲朋也不希望看到自己的亲人因为背负着过于沉重的精神包袱而艰难前行，甚至于倒在前进的路途中。既然我们连最“艰苦”的岁月都熬过来了，就不要让得来不易的良好发展基础毁在“爱”的沉重包袱下，不要让我们跌倒在人生旅途的竞跑线上，尽管父母亲情永远也偿还不清，却并不需要背负任何精神负担，不要让沉重的亲情带给我们身心巨大的无形压力。